U0244017

血站消毒与感染管理

主编　周静宇

主审　孙　俊

编委　（按章节撰写顺序）

周静宇　谈　智　赵宏祥

蔡　莉　杨永林　陈越英

吴晓松　董长征　王　丽

姜　健　陈　新　杨　莹

王　静

东南大学出版社

·南京·

图书在版编目(CIP)数据

血站消毒与感染管理 / 周静宇主编. — 南京：东
南大学出版社,2018.6
　ISBN 978-7-5641-7750-8

Ⅰ.①血… Ⅱ.①周… Ⅲ.①输血站-消毒②输血站
-感染-卫生管理　Ⅳ.①R457.1

中国版本图书馆 CIP 数据核字(2018)第 097834 号

血站消毒与感染管理

出版发行：东南大学出版社
社　　址：南京市四牌楼 2 号　邮编:210096
出 版 人：江建中
责任编辑：史建农
网　　址：http://www.seupress.com
电子邮箱：press@seupress.com
经　　销：全国各地新华书店
印　　刷：南京玉河印刷厂
开　　本：850mm×1168mm　1/32
印　　张：9.625
字　　数：211 千字
版　　次：2018 年 6 月第 1 版
印　　次：2018 年 6 月第 1 次印刷
书　　号：ISBN 978-7-5641-7750-8
定　　价：36.00 元

本社图书若有印装质量问题,请直接与营销部联系。
电话:025-83791830

编委会人员

孙　俊　江苏省血液中心

周静宇　江苏省血液中心

谈　智　江苏省疾病预防控制中心

赵宏祥　盐城市中心血站

蔡　莉　江苏省血液中心

杨永林　南京市血液中心

陈越英　江苏省疾病预防控制中心

吴晓松　江苏省疾病预防控制中心

董长征　淮安市中心血站

王　丽　镇江市中心血站

姜　健　无锡市中心血站

陈　新　江苏省血液中心

杨　莹　江苏省血液中心

王　静　江苏省血液中心

序 言

　　相对于医疗机构而言,血站是一个新兴的公益性组织,它的前身是医院的血库,承担着血液采集、检测、制备、储存和发放的功能。1998年之前,我国不少地区存在有偿采血、有偿供血的现象,加上管理欠规范,采血和检测技术落后,安全意识不强,极少数省份和地区甚至出现献血后和输血后感染经血传播疾病的情况,给人民健康和社会稳定带来了不良影响,因此,确保血液安全至关重要。

　　1997年12月国家颁布《中华人民共和国献血法》,中国进入了自愿无偿献血时代,这也是我国近代文明史上的一大进步。各地血站按照国家提出的血液管理"三统一"原则,即统一规划设置血站、统一管理采供血、统一管理临床用血,完成了血库向血站的转型。1999—2002年,《医疗机构临床用血管理办法》《献血者健康检查要求》《血站基本标准》《全血及成分血质量要求》相继出台,对血站的基本配置、管理制度、献血者健康要求、血液质量标准和临床用血等都提出了具体要求,进一步规范采供血过程,提高血液质量,保证血液安全,保护献血者和用血者健康。

　　2002年国标《献血者健康检查要求》和《全血及成分血质量要求》的颁布,使我国第一次有了对献血者和血液质量的国家标准。2005年原国家卫生部发布《采供血机构设置规划指导原则》,对血站分类、设置、功能进行界定;2006年颁布《血站管理办法》《血站质量管理规范》《血站实验室质量管理规范》(简称"一法两规"),并开展了五年的国家督导检查,血站在体系建设、采供血过程管理方面逐步科学、规范、合理。2013 年提出的《全面推进血站核酸检测工作实施方案(2013—2015 年)》,缩短了经血传播疾病检测的"窗口期",血液安全得到有效保证。

纵观我国输血事业的发展历史,国家从 1997 年起逐步在血站建设和采供血过程管理方面制定了一系列的标准、规范,以保证献血者和用血者的安全。血站消毒与感染管理作为采供血过程的有力支持性要素,"一法两规"中已明确提出了相关管理性要求,但国家至今没有颁布具体的操作性标准和规范,各地血站的消毒与感染管理工作基本参照医院的一些做法。而医院和血站毕竟在工作范围、服务对象、组织目标上有差异,消毒与感染管理要求不尽相同,血站完全参照医院的相关标准、规范,不具备可操作性。我国近十年也没有出版过类似的书籍。

2016 年,江苏省血液中心联合江苏省疾病预防控制中心、南京市血液中心及无锡、镇江、盐城、淮安等中心血站的消毒感染管理专家,在查阅大量文献的基础上,参照血站实际工作方法和经验,历经两年,几易其稿,顺利完成了本《血站消毒与感染管理》一书的撰写。希望本书的出版能为全国血站消毒与感染管理人员、一线采供血工作人员提供很好的帮助,对做好血站消毒与感染管理工作起到积极的推动作用。

孙俊:江苏省血液中心主任
江苏省输血协会理事长
中国输血协会常务理事、装备委主任委员

2018 年 5 月于南京

编者的话

　　输血作为一项医疗行为,直接关系到人民群众的身体健康和生命安危,血站应对血液的采集、制备和储存等过程进行严格规范的管理,确保血液安全、有效。这其中血站的消毒卫生管理无疑是血液安全的前提。

　　目前我国血站行业没有制定过专门的血站消毒、感染方面的规范、标准,血站的安全卫生工作基本参照医疗机构的系列要求,如《医院消毒卫生标准》《医疗机构消毒技术规范》《中华人民共和国传染病防治法》《医院感染管理规范》《医护人员艾滋病病毒职业暴露防护工作指导原则》等。血站的安全卫生工作有与医疗机构相似的地方,但也有其独特的工作特点,完全参照医疗机构的要求显然不是很合适。近年来从卫生监督部门、疾病预防控制中心定期对血站的检查结果看,血站安全卫生管理方面有欠缺,检查和被检查方对如何准确、规范地做好血站安全卫生工作没有标准可以参照,因而不能达成很好的共识。综上所述,血站消毒与感染管理工作亟待建立相关系列规范和标准,让血站工作人员明确知道做什么、怎样做。2016年上半年我们组织部分血站专家撰写《血站消毒卫生标准》,现正在向质量技术监督局申报立项,希望通过标准建立,规范血站消毒感染工作,填补血站消毒感染工作方面的空白。

　　本书在参照国家相关医疗机构卫生消毒和感染管理规范、标准的基础上，查阅大量科学文献，结合血站采供血特点和血站安全卫生工作现状，对血站消毒与感染管理进行归纳、整理编写而成。全书共分9章。第一章总论，介绍了血站采供血流程和感染管理现状、消毒学发展概况。第二章血站消毒与灭菌，阐述了消毒灭菌原则、常用消毒灭菌方法，结合采供血流程，对血站各类场所和环境消毒要求进行了详述，包括采血室（车、屋）、临时采血场所、血液成分制备室、血液检测实验室、血液储存运输、消毒供应，以及贵重仪器设备的消毒。第三章血站消毒效果监测，分别介绍了血站环境卫生、消毒灭菌效果、手卫生、运血箱（车）、紫外线强度和污水的监测要求和方法。第四章血站感染管理相关职责和制度，涵盖了感染管理职责、相关制度和培训教育，消毒隔离制度，医疗废物管理职责、制度和意外事故应急方案。第五章无菌物品的使用和管理，对血站无菌物品的消毒、采购、评审、索证、使用等进行了归纳和总结。第六章医疗废物的分类和管理，讲解了医疗废物的收集、分类、处置原则。第七章血站感染职业防护，分别详述了护士、消毒供应室人员、实验室人员、血库人员和锐器伤的防护，为血站制定职业暴露与防护标准措施提供了较好的建议。第八章职业暴露后的处理，重点阐述暴露后的应急处理与报告制度，HIV、HBV、HCV及其他血源性病原体暴露后的预防措施和处置流程，预防接种，锐器盒使用规范，预防职业暴露的安全工作实践，相关定义、术语、常用术语中英文对照，职业暴露针头刺伤与锐器伤登记表，血液、体液暴露接触登记表，血站感染管理检查考核评价表等。第九章国家相关法律法规，包括《中华人民共和国献血法》《中华人民共和国传染病防治法(修订版)》《消毒管理办法》《医疗卫生机构医疗废物管理办法》《医疗废物管理条例》《医院感染暴发报告及处置管理规范(2009 年)》《病原微生物实验室生物安全管理条例》《消毒技术规范》《医院消毒供应中心》等。

　　《血站消毒与感染管理》编写组来自江苏省血液中心、江苏省疾病预防控制中心、南京市血液中心、镇江市中心血站、盐城市中心血站、无锡市中心血站、淮安市中心血站等采供血机构的消毒感染管理专家和一线工作人员。编写组每个成员按照国家相关规范标准,结合血站实际情况,用极高的热情和严肃认真的态度,对每项管理要求和技术标准一字一句地认真学习和研究,力求把最好最新的实践经验与大家分享。在编写过程中,同时得到了江苏省卫生与计划生育委员会、江苏省血液中心、江苏省卫生监督所、江苏省输血协会的大力支持和协助,相关专家对本书提出了修改意见和建议,在此对他们以及一直关注和期待本书出版的朋友一并表示深深的感谢!我们希望本书能成为血站采供血工作人员和安全卫生管理人员一本实用的工作手册和工具书。

　　限于编写人员的水平,特别是专业知识和实践的局限性,书中提出的观念和做法在不同血站实施过程中会有所差异,恳切希望广大读者提出宝贵意见,使血站在消毒感染管理方面更科学合理,为血液安全保驾护航。

编写组

2017 年 9 月

目　录

第一章
总论

第一节　概述

　　血站是指不以营利为目的,采集、提供临床用血的公益性卫生机构。《血站管理办法》要求血站应当加强消毒、隔离工作管理,预防和控制感染性疾病的传播。《血站质量管理规范》对安全与卫生提出了具体要求,包括制定安全与卫生管理制度,指定安全与卫生负责人,建立职业暴露的预防和控制程序,消毒清洁程序,化学、放射、危险品使用程序,执行医疗废物管理的有关规定,定期进行模拟有关突发事件的演练,采取有效措施对献血者、员工进行防护,避免血液和环境受到污染。

　　血站消毒与控制感染的管理是血站质量管理的重要组成部分,也是血液质量与用血安全的重要保障。随着血站质量管理体系的建立和对血液安全的重视,血站感染管理在整个血站管理中的地位越来越高,卫生行政部门已将其作为管理重点,纳入血站技术审查和执业验收之中。血站感染管理主要包括组织体系、职责制度、质量检查、教育培训、硬件建设(建筑卫生学、环境卫生学)。实践证明,合理而有效的血站感染管理是确保献血者、血液、员工、环境安全的基本保证。不断完善血站消毒与感染控制的管理,使血站工作人员明确在采供血过程中必须做到的清洁和消毒工作,严格血站各工作环节的消毒管理和消毒与灭菌效果的检测是保证血液质量、保障献血者和用血者身体健康的重要措施。

从一袋血液的捐献到安全输注到患者体内,经过献血者自我排查、健康检查、采集、制备、检测、包装防护、交叉配血等过程,整个过程维持在适宜的冷链条件下,并实施有效的检查和防护措施,确保血液安全,具体流程见图 1-1。

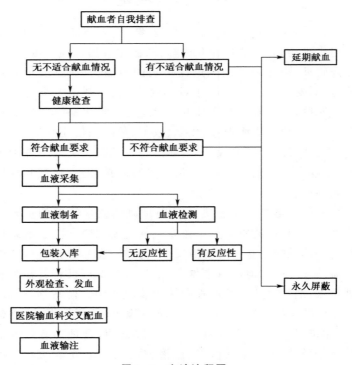

图 1-1　血液流程图

　　医务人员在临床诊疗活动中存在锐器伤以及血液、体液暴露并导致感染的风险。目前已知的血源性病原体包括乙型肝炎病毒（HBV）、丙型肝炎病毒（HCV）、艾滋病病毒（HIV）、梅毒等 30 余种，我国以其中的 HBV、HCV、HIV 最常见。护士、实习生、医生、检验人员等是血源性病原体职业暴露的高危人群，他们常在锐器的使用、转运和处理等过程中发生锐器伤，从而造成职业性感染。全球的统计数据显示，每年约有 1 000 名的医务人员在工作中感染 HIV，感染 HCV、HBV 等血源性传播疾病的人数更让人触目惊心。

　　血站工作人员直接与血液接触，同样存在感染的风险。中国输血协会报道了 2009—2011 年 3 年间献血者 HBsAg、抗 - HIV、抗 - TP 检出率分别为 0.62％、0.18％和 0.57％，献血者 HBsAg、抗 - HCV、抗 - HIV、抗 - TP 四项总不合格率为 1.83％，因此血站医源性感染的防控工作非常重要。

一、严格执行相关法规，加强血站相关制度建设

　　完善的制度、法律法规和标准规范为血站消毒与感染管理和控制工作提供了充分的依据。血站应严格执行《中华人民共和国传染病防治法》《消毒技术规范》《消毒管理办法》《医疗废物管理条例》《血站管理办法》《血站质量管理规范》《血站实验室质量管理规范》等相关法规要求，建立相应的管理制度。站内职能部门应严格按照《血站技术操作规程》《消毒卫生标准》《环境卫生学检测标准》等，做好监测工作。

二、严格进行清洁和消毒工作

　　血站工作场所应分区明确，有明显的标示。按用途要求

对工作区域内的物品、设施进行清洁和消毒,包括地面与台面的清洁与消毒、工作间空气消毒、献血者采血部位的皮肤消毒、医疗废物处置、医源性废水处理等。

三、质量管理部门定期对消毒与感染控制效果进行检测

血站质量管理部门应按照制定的文件要求,对各业务科室进行现场检查,如采血前皮肤消毒效果、工作环境卫生、采血人员手卫生、储血和运血设备微生物达标情况,动态检测医疗废物收集处置、污水处理过程。

第二节　消毒学概论

用消毒来预防传染病古来有之,只不过古代的消毒带有很大的盲目性,但目的还是比较明确的,就是驱邪防病。真正意义上的消毒是在微生物被发现之后。人类有意识地使用消毒技术预防医疗机构感染始于 1847 年,首创者是奥地利医师 Semmelweis,他提出产科医师在接产和检查患者之前,必须用含氯石灰(漂白粉)溶液消毒双手,这一措施使他的病房产褥热发生率由 9.9% 下降到 1.2%。他还提出医疗器械和敷料均需事先消毒才能使用。19 世纪下半叶,英法学者先后提出将苯酚等化学消毒剂用于医院消毒,继而研制成功压力蒸汽灭菌器,使医疗器械进入压力蒸汽灭菌的时代。

20 世纪初相继将环氧乙烷、戊二醛、过氧乙酸等新型高效灭菌剂用于医疗机构消毒与灭菌,近年来又先后研制成功预真空与脉动真空压力蒸汽灭菌器、微波灭菌装置和低温等离子灭菌技术,这些技术都标志着医疗机构消毒技术与现代医疗水平达到同步发展。

我国消毒学形成于 20 世纪 80 年代,经过多年的研究与发展,基本形成了医疗机构消毒与灭菌研究、应用、管理及产品开发和技术发展的独立体系,特别是近十年,医疗机构消毒技术和产品研究取得了较大进展。

一、消毒法规体系逐渐完善

(一)以国家法律法规为指导

国家制定《中华人民共和国传染病防治法》《中华人民共和国传染病防治法实施办法》,这是从国家法律层面对社会和医疗机构关于消毒隔离范畴的行为做出严格的法律约束,国家任何卫生行政部门制定与消毒有关的条例、办法、规范、指南和标准,都必须以传染病防治法为依据,国内或国外在中国境内所从事的感染控制中的消毒隔离行为都必须以此为准则。

(二)以管理条例与办法为依据

国家卫生行政管理部门先后制定或修订颁布《消毒管理办法》《医院感染管理办法》,为规范和标准制定提供了法律依据。

(三)规范指南及标准

进入 21 世纪以来,在传染病防治法和上述两个管理办法原则指导下,先后出台了一系列相关的管理规范、操作规程和指南、行业标准,如《医疗机构消毒技术规范》等。

二、医疗机构消毒体系的形成

感染学的发展推动了医疗机构消毒专业化,感染管理从预防控制角度把医疗机构部分重点科室和辅助科室确定为感染管理重点部门,从消毒管理角度,这些重点部门可以确定为具有独立消毒与灭菌专门需求和技术特点的部门,对清洗、消毒与灭菌方法有特殊要求。血站消毒重点部门有消毒供应室,血液采集、制备、检测、包装、保存和运送等部门。

根据不同作用对象和技术要求,消毒与灭菌形成了一些独特的技术和设备,只要了解和掌握这些技术,血站各重点部门就可以根据自身需要选择和引进。就目前技术现状,血站可利用的清洁、消毒与灭菌技术有:污染医疗器械清洗消毒技术、不耐热不耐湿器械灭菌技术、应急性器械灭菌技术、皮肤消毒技术、消毒与灭菌效果检测技术等。

三、化学消毒剂的发展

近年来,许多新型的化学消毒剂均已在国内投产上市,为我国消毒剂市场增加了新的活力,如邻苯二甲醛的研究与开发,固体过氧乙酸和液体稳定性过氧乙酸研究的成功。溴氯海因和二氯海因固体产品含量高,性能稳定,腐蚀性、刺激性均有改善,为实际使用提供了方便。碘伏消毒剂成功解决了碘酊刺激性强、皮肤黄染需要脱碘、含碘浓度高、性能不稳定等缺点。

另外药物新剂型用于化学消毒剂产品当中,主要有泡腾片、泡沫剂、气雾剂、乳剂、凝胶剂等,为化学消毒剂的使用注入了新的理念。如手消毒凝胶不在皮肤上留下任何痕迹,如同乙醇一样可以速干,如同润滑剂一样让手感觉舒爽。

四、新型消毒与灭菌装置的发展

多种新型空气消毒器问世,空气消毒技术有所突破,层流洁净技术得到普及,部分解决了医疗机构重点部门的室内空气质量和有人在的情况下持续进行空气消毒的问题。目前较为先进的局部空气消毒装置是多因子组合循环风空气消毒装置,可用于采供血环境持续性空气消毒问题。集紫外线、静电吸附、高效过滤功能的新型空气消毒设备为解决室内空气消毒提供更多的选择。全自动无污染手消毒装置进入实际应用,杜绝二次污染。新型热力灭菌设备不断出现,脉动真空压力蒸汽灭菌设备达到高度智能化水平。

五、消毒存在的问题

近年来消毒与灭菌技术发展迅速,法规建设和制度化管理得到加强,但由于消毒队伍中高级人才的流失、研究课题和经费的不足、管理的不统一等问题,使得消毒学面临诸多问题与挑战。此外,企业对产品研究起点不高,研究过于程序化和简单化,实验数据重复少且不扎实,应用研究不够深入,表现在企业没有经济支撑,消毒研究程序简化,缺乏系统性,标准千篇一律,对引进的一些技术和装置的作用原理、使用方法、耗材等研究都未跟进,如裸露器械灭菌设备研究技术不完善,常温常压熏蒸消毒设备不可靠,皮肤喷雾消毒存在隐患等。

第三节　血站感染管理

血站严格对各工作环境的消毒与感染管理是保证血液质量的重要条件,应严格执行消毒与感染的各项规章制度和操作规程,确保消毒与感染管理工作制度化、规范化。随着新的法律法规和行业规范的颁布和实施,血站消毒与感染管理工作将得到持续的改进和提高,最大限度地保证血液质量,保障献血者和用血者的健康和安全。

一、组织管理

组织是管理工作的基础。2000年原国家卫生部制定下发《医院感染管理规范》,明确了我国医疗机构感染管理的组织模式,即三级组织体制,兼顾了行政领导管理和专业咨询领导两个方面。2006年实施的《医院感染管理办法》要求其他医疗机构应当有医院感染管理专(兼)职人员。《血站质量管理规范》要求血站授权安全与卫生负责人制定安全与卫生管理制度,规定组织和员工的职责。我国医疗机构感染管理体系见图1-2。

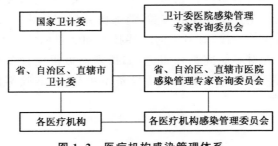

图1-2　医疗机构感染管理体系

二、职责与制度

职责和制度是管理的保证,是使管理工作按照一定的规律和程序有效运行的保障。血站在实施感染管理过程中,应重视完善各项规章制度,明确各级组织和人员的职责,以确保感染管理落到实处。

(一)血站感染管理责任部门职责

1. 认真贯彻感染管理方面的法律法规及技术规范、标准,制定本血站预防与控制感染的规章制度、诊断标准并监督实施。

2. 根据预防感染和卫生学要求,对本血站的建筑设计,重点科室建设的基本标准、基本设施和工作流程进行审查并提出意见。

3. 确定本血站感染管理工作计划,并对计划的实施进行考核和评价。

4. 确定并制定本血站发生感染事件的应急预案。

5. 建立会议制度,对血站感染发生状况进行调查、统计分析,定期研究、协调和解决有关感染管理方面的问题。

6. 对血站的清洁、消毒灭菌与隔离、无菌操作技术、医疗废物管理等工作提供指导。

7. 对工作人员职业安全卫生防护提供指导。

8. 对消毒剂、消毒器械和一次性采血辅料、器具、器械的相关证明进行审核。

(二)各科室负责人职责

1. 认真落实感染管理有关规章制度、标准。根据本科室特点,制定具体管理细则、操作规程并组织实施。

2. 督促检查本科室工作人员执行和落实无菌操作技术和消毒隔离制度。

3. 组织本科室感染预防控制知识和技术的培训。

（三）各科室人员职责

1. 严格执行无菌技术操作和消毒规程等感染管理的各项规章制度。

2. 参加感染预防控制知识和技术的培训。

3. 掌握自我防护、正确进行隔离和职业防护各项技术操作,预防锐器损伤等。

三、血站消毒工作特点与管理

消毒与灭菌是预防医学中消毒学的重要分支,是感染管理的重要支柱,感染控制的进步首先是消毒工作方面的突破。随着医学发展和消毒学的进展,血站消毒灭菌工作向着系统化、规范化方向发展。血站感染管理组织和各类消毒工作制度的建立,使血站消毒灭菌工作的管理有了组织和制度的保障。先进的消毒灭菌仪器设备、药剂和检测手段在血站推广使用,使消毒灭菌水平不断提高。血站消毒灭菌技术科学研究活跃,消毒人员业务培训工作走向正轨,一支有较高水准的专职消毒人员队伍正在形成,血站消毒灭菌工作正向专业化、科学化迈进。

四、工作人员安全防护法规与措施

（一）相关法规

近十年来,国内颁布了不少相关法规,如《中华人民共和国职业病防治法》《中华人民共和国传染病防治法》《突发公共卫生事件应急条例》《医院感染管理办法》《医疗废物管理条例》等,医务人员职业安全管理已提到议事日程上来,要求各医疗机构建立职业防护管理制度,有组织,有报告,有措施,有监督。

(二)相关措施

1. 建立工作人员定期健康检查制度,对在岗人员进行体检,建立健康档案。

2. 建立职业暴露报告和防控制度,建立锐器伤、艾滋病、乙肝、丙肝病毒等职业暴露处理预案及随访制度。

3. 规范安全操作守则,培训工作人员严格操作程序,熟练操作技能,加强防护行为。

4. 提供足够的防护用品和设施,保证建筑卫生学的硬件达标。如提供简便可行的洗手设施、用品。血站重点部门的划区、流程(人流、物流、气流、水流)必须合理,达到国家要求。

五、教育培训

随着医学的发展,感染学在不断地变化和增加新的内容,涉及学科多、变化快、范围广是其重要特色。要搞好血站感染的预防控制,必须有广大的管理人员和工作人员的积极参与和相关专业理论和技术的支撑,必须进行系统的全员培训。目前对我国血站工作人员和各级管理者来说,对血站感染的认识和了解有了很大的提高,但掌握的基础理论和技能还比较薄弱,因此加大血站感染性专业知识和感染管理教育培训工作刻不容缓。

（一）培训体制

自上而下建立培训体系,针对各类人员在血站感染管理中承担的角色和任务,分级、分类、分层次地进行,将血站感染专业培训作为医学教育和医学继续教育的重要内容。

（二）培训形式

可以通过专题学术讲座、学习班、学术会议等进行理论学习和学术交流,还可以制作录像片、各种保健宣传画册,办展览、知识竞赛等进行普及。

参考文献

1. 徐秀华.临床医院感染学[M].长沙:湖南科学技术出版社,1998.

2. 田庚善,贾辅忠.临床感染病学[M].南京:江苏科学技术出版社,1998.

3. 刘振声,金大鹏,陈增辉.医院感染管理学[M].北京:军事医学科学出版社,2000

4. 中华人民共和国卫生部.血站管理办法[Z].北京:中华人民共和国卫生部令,2006.

5. 中华人民共和国卫生部.医院感染管理办法[Z].北京:中华人民共和国卫生部令,2006.

6. 中华人民共和国卫生部.血站质量管理规范[Z].北京:中华人民共和国卫生部令,2006.

7. 杨华明,易滨.现代医院消毒学[M].3版.北京:人民军医出版社,2013.

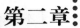

第二章
血站消毒与灭菌

第一节　消毒灭菌原则

　　血站作为采集、储存血液并向临床供血的医疗卫生机构，在采供血过程中，医源性感染的控制非常重要。一方面，对于献血者而言，因为有进入人体脉管系统的器械操作，采输血器械一旦污染，具有极高的感染风险，存在被污染器械感染、受血者之间的交叉感染风险；另一方面，对于血站工作人员而言，由于血液采集、检测、血液成分制备、血液储存及运输、医疗废物处理等过程中的血液暴露，存在经血传播疾病的感染风险。消毒与灭菌是控制血站医源性感染的一个重要环节，包括血站室内外环境的清洁、消毒，采血用具、器械、检测器材使用前的消毒、灭菌，以及实验废物、采血用具使用后的消毒灭菌等措施。

　　消毒与灭菌是两个不同的概念。消毒是指杀灭或清除传播媒介上的病原微生物，使之达到无害化的处理。消毒方法分为高水平消毒、中水平消毒和低水平消毒。高水平消毒是杀灭一切细菌繁殖体，包括分枝杆菌、病毒、真菌及其孢子和绝大多数细菌芽孢；中水平消毒是杀灭细菌芽孢以外的各种病原微生物，包括分枝杆菌；低水平消毒是能杀灭细菌繁殖体（分枝杆菌除外）和有包膜病毒的消毒方法。灭菌是指杀灭或清除传播媒介上的所有微生物(包括芽孢),使之达到无菌的过程。经过灭菌的物品称"无菌物品",用于需进入人体内部,包括进入血液、组织、体腔的医用器材,如手术器械、注射用具、一切置入体腔的引流管等。这些物品要求绝对无菌。

消毒和灭菌方法不同,需要根据作用对象和目的进行正确选择。与医疗器械相似,按污染后可造成的危害程度和与人体接触部位不同,血站的采血器械和其他器械也可分为三类:(1)高度危险的器材,如穿过皮肤、黏膜而进入无菌的组织或器官内部,或与破损的皮肤黏膜密切接触的器材,如采血针、采血袋等,必须选用灭菌方法。(2)中度危险的器材,仅与皮肤、黏膜密切接触,而不进入无菌组织内,如体温计,应选用中效消毒法,杀灭除芽孢以外的各种微生物。(3)低度危险器材和物品,指不进入人体组织,不接触黏膜,仅直接或间接地与健康无损的皮肤接触,如果没有足够数量的病原微生物污染,一般并无危害,如血压计、压脉带等,应选用低效消毒法或只做一般卫生处理,只要求去除一般细菌繁殖体和有包膜病毒。

采血器材、血液污染的一次性物品、不合格的血液和检测后的标本的销毁、实验废物等,应该按照医疗废物统一处理;重复使用的器械、器具和用品,使用后应该先清洁,再进行消毒或灭菌;环境与物体表面,一般情况下先清洁后消毒,当受到血液污染时,应先去除污染再清洁与消毒。

消毒灭菌方法的选择原则如下:(1)根据物品污染后导致感染的风险高低,选择相应的消毒或灭菌方法:高度危险性物品应采用灭菌方法处理,中度危险性物品应采用中水平以上效果的消毒方法,低度危险性物品宜采用低水平消毒方法或清洁处理。（2）根据物品上污染的微生物种类、数量选择消毒或灭菌方法，对于受到致病性芽孢、真菌孢子、分枝杆菌和经血传播病原体（乙肝病毒、丙肝病毒、艾滋病病毒等）污染的物品，应采用高水平消毒或灭菌；对受到真菌、无包膜病毒、螺旋体、支原体、衣原体等病原微生物污染的物品，应采用中水平以上的消毒方法；对受到一般细菌和有包膜病毒等污染的物品，应采用中水平或低水平的消毒方法；杀灭被有机物保护的微生物时，应加大消毒剂的使用剂量和（或）延长消毒时间；消毒物品上微生物污染特别严重时，应加大消毒剂的使用剂量和（或）延长消毒时间。（3）根据消毒物品的性质选择消毒或灭菌方法：耐热、耐湿的器械、器具和物品，应首选压力蒸汽灭菌法；耐热的油剂类和干粉类等应采用干热灭菌；不耐热、不耐湿的物品，宜采用低温灭菌方法如环氧乙烷灭菌、过氧化氢低温等离子体灭菌或低温甲醛灭菌等；物体表面消毒，宜考虑表面性质，光滑表面宜选择合适的消毒剂擦拭或紫外线消毒器近距离照射；多孔材料表面宜采用浸泡或喷雾消毒法。

需要重视的是：乙型肝炎、丙型肝炎、梅毒、艾滋病等感染者在献血人群中占有一定比例，由于目前技术水平还无法解决血液检测"窗口期"的问题，不排除携带经血传播病原体的风险。因此，血站工作人员在进行血液采集、检测、制备、储存、运输过程中，存在职业暴露的风险。血站在消毒处理可能被血液污染的物体表面时，应以高水平消毒或灭菌为主。

第二节　常用消毒、灭菌方法

常用的消毒方法有物理消毒法、化学消毒法和生物消毒法,常用灭菌方法有物理灭菌法和化学灭菌法。

一、物理消毒、灭菌法

物理消毒、灭菌法是利用物理因子杀灭微生物的方法,包括热力消毒灭菌、紫外线辐射消毒、电离辐射灭菌、微波消毒、超声波消毒、过滤除菌和等离子体消毒与灭菌等。

(一)热力消毒灭菌

热力消毒灭菌是利用高温使微生物的蛋白质和酶变性或凝固(结构改变导致功能丧失),新陈代谢受到障碍而死亡,从而达到消毒与灭菌的目的。热力消毒灭菌是应用最早、效果最可靠、使用最广泛的方法,分为湿热与干热两大类。干热可使菌体蛋白氧化、变性、炭化,使电解质浓缩引起细胞中毒;湿热可使菌体蛋白凝固变性。

目前常用的热力消毒灭菌方法主要有:干热——干烤消毒(电热干烤消毒、红外线消毒)、烧灼灭菌、焚烧;湿热——煮沸、流通蒸汽、低热消毒(巴氏消毒)、间歇蒸汽灭菌、压力蒸汽灭菌。

1. 干烤消毒、灭菌

由空气导热,传热效果较慢,一般繁殖体在干热 80～100℃中经 1 h 可以被杀死,芽孢需在 160～170℃经 2 h 方可被杀死,适用于玻璃器皿、瓷器等耐高温器材,消毒、灭菌后待箱内温度降至 40～50℃以下才能开启柜门,以防炸裂。

2. 烧灼法

适用于一些耐高温的器械(金属、搪瓷类),在急用或无条件用其他方法消毒时可采用此法。烧灼法要注意安全,须远离易燃易爆物品,适用于某些特殊感染,如破伤风、气性坏疮感染的敷料,以及其他已污染且无保留价值的物品,如污纸、垃圾等,应放入焚烧炉内焚烧,使之炭化。烧灼或焚烧是一种简单、迅速、彻底的灭菌方法,因对物品的破坏性大,故应用范围有限。

3. 湿热消毒、灭菌

由空气和水蒸气导热,传热快,穿透力强,湿热灭菌法比干热灭菌法所需温度低、时间短。

(1)煮沸法:是将待消毒物品完全浸没水中,煮沸至100℃开始计时,保持5～10 min可杀灭繁殖体,保持1～3 h可杀灭芽孢。在水中加入碳酸氢钠至1%～2%浓度时,沸点可达105℃,能增强杀菌作用,还可去污防锈。

(2)流通蒸汽法:是利用水加热产生蒸汽进行消毒,又称为常压蒸汽法,是利用100℃水蒸气进行消毒。将待消毒物品放于蒸屉上加热,从水沸腾起计时,消毒10～15 min。煮沸法和流通蒸汽法均适用于不怕潮湿、耐高温的搪瓷、金属、玻璃、橡胶类物品,但由于海拔对水沸点的影响,不宜在高海拔地区使用。

(3)低热消毒(巴氏消毒):是利用较低的温度(一般在60～82℃),既可杀死病菌又能保持物品中营养物质不变的消毒法。巴氏消毒法可用于血清消毒,一般加热至56℃作用1 h,每天一次,连续3 d,可使血清不变质;制备疫苗时,一般加热至60℃作用1 h。

(4)间歇蒸汽灭菌法:是利用反复多次的流通蒸汽加热,杀灭所有微生物,包括芽孢。方法同流通蒸汽消毒法,但要重复3次以上,每次间歇时将要灭菌的物体放到37℃孵箱过夜,目的是使芽孢发育成繁殖体。若被灭菌物不耐100℃高温,可将温度降至75～80℃,加热延长为30～60 min,并增加次数。适用于不耐高热的含糖或牛奶的培养基。

(5)压力蒸汽灭菌法:是利用高压和高热状态下,饱和蒸汽液化过程中释放潜热,使微生物蛋白迅速凝固,失去新陈代谢功能而达到灭菌效果,为可靠而有效的灭菌方法,适用于耐高温、高压,不怕潮湿的物品,如敷料、手术器械、药品、细菌培养基等。其特点是杀菌谱广、杀菌作用强、效果可靠、作用快速、无任何残留毒性。压力蒸汽灭菌的关键问题是为热的传导提供良好条件,而其中最重要的是使冷空气从灭菌器中顺利排出,因为冷空气导热性差,阻碍蒸汽接触欲灭菌物品,并且还可减低蒸汽分压,使之不能达到应有的温度。根据灭菌设备冷空气排出方法,分为下排气式压力蒸汽灭菌器和预真空压力蒸汽灭菌器。

(二)紫外线辐射消毒

紫外线是一种不可见光,属于一种电磁辐射,其波长分为A波段(400.0～315.0 nm)、B波段(315.0～280.0 nm)、C波段(280.0～100.0 nm),其中253.7 nm紫外线杀菌能力最强,一般多以253.7 nm作为杀菌紫外线的代表。紫外线杀菌谱广,可以杀灭各种微生物,包括细菌繁殖体、细菌芽孢、结核杆菌、真菌、病毒和立克次体等。不同微生物对紫外线的抗力差异较大,可以相差100～200倍,其抗力由强到弱依次为真菌孢子、细菌芽孢、抗酸杆菌、病毒、细菌繁殖体。紫外线属于低能电磁辐射,穿透力弱,其杀菌效果与照射剂量有关,适用于光滑、污染不严重的物体表面消毒,对于粗糙、污染严重的表面消毒效果不理想。影响紫外线杀菌效果的因素有电源电压、照射距离、空气中相对湿度和洁净度、温度、有机物、物品材料等。电源电压降低、照射距离延长均会降低辐射强度;空气中的水雾、灰尘颗粒会吸收反射紫外线,降低紫外线能量;5～37℃对紫外线消毒无明显影响,但过高或过低温度对紫外线消毒不利;有机物保护微生物免受照射,也能吸收大量紫外线,大大降低紫外线消毒效果;不同材料对紫外线穿透、吸收、反射的效果不同,对其消毒效果产生影响。

(三)电离辐射消毒、灭菌

电离辐射消毒、灭菌是利用 γ 射线、X 射线和加速电子辐射处理物品,杀灭其中微生物的方法。电离辐射波长很短,穿透力特别强,杀菌能力强,可对包装后的产品进行消毒、灭菌。对电离辐射消毒、灭菌影响最大的因素是待灭菌物品污染的微生物种类和初始污染菌量。各种微生物对电离辐射灭菌的抗力不同,即使是同种同型微生物,处于生长静止期的菌体对电离辐射的抗力强于生长期菌体;初始污染菌的菌量越大,所需的电离辐射剂量越大。由于电离辐射消毒、灭菌时不升高温度,适用于加热易破坏的物品,如塑料、食品、生物组织、生物制品及某些药品的消毒。但过量的辐照对物质品质会产生不利影响,如使血液溶血、普通玻璃变黄,降低棉纤维抗张强度,使食品变色、变味或丧失营养。

(四)微波消毒

微波属于非电离辐射,是一种超高频电磁波,目前消毒中常用频率为(915±25)MHz 和(2 450±50)MHz。微波杀菌作用快速,杀菌谱广,能耗低。其杀菌的作用原理:一为热效应,所及之处产生分子内部剧烈运动,使物体里外温度迅速升高;一为综合效应,诸如化学效应、电磁共振效应和场致力效应。微波杀菌具有节能、作用温度低、作用快速、对生物体作用无选择性、消毒后无残留毒性等特点,目前已广泛应用于工业干燥及食品加工、医疗药品、医疗器材、文件与纸币等的消毒。影响微波杀菌的主要因素有微波本身的物理特性和被消毒物品本身两方面:前者包括波长与频率、输出功率与照射时间、微波场强的均匀性、电源电压;后者包括物品的性质、负载量、灭菌材料含水量、包装材料、物品厚度与容量、协同剂等方面。微波对人体有一定危害性,其危害程度随频率高低、波长大小而不同,可对神经系统、心血管系统、血液、消化、睾丸、眼睛晶状体等产生影响,使用时可设置不透微波的金属屏障或使用防护眼镜等防护措施。

（五）超声波消毒

超声波是频率高于 20 kHz 的声振动,是一种人耳听不见的声波,具有声波的特性,也具有光的特性。超声波消毒的作用机制表现在机械效应、化学效应、空化作用、生物学作用等方面。其消毒效果受频率、强度、照射时间、菌液浓度与容量等因素的影响。在一定范围内,超声波频率高,能量大,杀菌效果好,但超声波频率太高则不易产生空化作用,杀菌效果反而不好;增加驱动功率,提高超声波强度,可增强杀菌效果;超声波照射时间越长,消毒效果越好;菌液浓度提高,菌液容量增大,杀菌效果降低。目前,超声波消毒方面的应用还不够广泛,但与其他消毒方法,如与化学消毒剂的协同消毒作用已早有研究。

（六）过滤除菌

过滤除菌法是利用直接截留（包括筛孔截留和毛细管截

留等)、静电吸附、惯性撞击、扩散沉积和重力沉降等物理阻留的方法,将液体或空气等悬浮介质中的微生物除去,使介质达到无菌要求,或者减少微生物达到无害化的处理方法。常用滤器分为液体滤器和空气滤器两类。液体滤器包括微孔薄膜滤器(0.45 μm 和 0.22 μm 孔径)、陶瓷滤器、石棉滤器、垂熔玻璃滤菌器等。空气滤器由各种动物、植物、矿物、塑料等纤维组成,根据对微生物的阻留效果和相应滤材,可分为初效、中效、高效、超高效滤材。液体过滤除菌主要用微孔薄膜滤器,在医院和制药工业中,可对不能用热力和化学消毒剂消毒或灭菌处理的药剂用水、注射液、器官保存液、腹膜透析液、疫苗、抗生素、血清制品及不耐热生物制品等进行消毒或灭菌。空气滤器主要用于空气洁净技术、层流洁净工作台或生物安全柜,利用过滤除菌方式滤除空气中的微生物粒子和其他各种尘埃粒子,使局部空间的空气达到要求的洁净度。

(七)等离子体消毒与灭菌

等离子体是指高度电离的气体云,是气体在加热或强电磁场作用下电离而产生的,主要有电子、粒子、原子、分子、活性自由基及射线等,其中活性自由基和射线对微生物具有杀灭作用。其特点是低温、快速灭菌、无残留毒性。等离子体装置因发射源不同,分为激光等离子体装置、微波等离子体装置、高频等离子体装置。近年来,研究较多的是将某些消毒剂的气体加入等离子体腔内,可以大大增强等离子体的杀菌效果。例如,过氧化氢低温等离子体灭菌器先将灭菌腔内抽真空,利用高频电磁场作为发射源,激发产生等离子体,过氧化氢汽化后到达作用部位,主要依靠过氧化氢的氧化能力达到灭菌目的。这是目前在医疗器械灭菌中应用最广的一类低温等离子体灭菌器,受过氧化氢浓度、温度、时间的影响较大,也与过氧化氢气体穿透能力有关。因此,严格说来,过氧化氢低温等离子体灭菌并不是一种单纯的物理灭菌法,而是结合了化学消毒剂的一种物理、化学复合消毒法。

二、化学消毒、灭菌法

化学消毒、灭菌法是利用化学药物渗透细菌的体内,使菌体蛋白凝固变性,干扰细菌酶的活性,抑制细菌代谢和生长或损害细胞膜的结构,改变其渗透性,破坏其生理功能等,从而起到消毒、灭菌作用。所用的药物称化学消毒剂,有的药物杀灭微生物的能力较强,可以达到灭菌,又称为灭菌剂。

化学消毒的主要特点如下:使用方便,无须特殊设备;适用范围广,适用于各种物品、空气、水、人体和环境;使用方法多,可根据不同情况选择消毒方法,如浸泡、擦拭、喷雾、熏蒸以及与物理因子协同等;存在一定毒性、腐蚀性,有污染环境的可能。

按照物理状态分类,可将化学消毒剂分为固体消毒剂、液体消毒剂和气体消毒剂等;按照杀菌作用强弱分类,可分为灭菌剂、高效消毒剂、中效消毒剂和低效消毒剂;按照化学性质分类,可分为含氯消毒剂、过氧化物类消毒剂、含碘消毒剂、醛类消毒剂、烷基化气体消毒剂、醇类消毒剂、季铵盐类消毒剂、胍类消毒剂和酚类消毒剂等;按照用途分类,可分为空气消毒剂、物体表面消毒剂、手消毒剂、皮肤黏膜消毒剂、水消毒剂和医疗器械消毒剂等。

(一)化学消毒、灭菌的常用方法

1. 浸泡法

选用杀菌谱广、腐蚀性弱、水溶性消毒剂,按照说明书溶解、稀释,按照说明书的浓度配制消毒液,将物品浸没于消毒液内,作用预定时间,达到消毒灭菌目的。

2．擦拭法

选用易溶于水的消毒剂,按照说明书溶解、稀释,配制消毒液擦拭物品表面,作用预定时间,达到消毒灭菌目的。

3．熏蒸法

加热或加入氧化剂,使消毒剂呈气态,在标准的浓度和时间里达到消毒灭菌的目的,适用于室内物品及空气消毒或精密贵重仪器和不能蒸、煮、浸泡的物品(血压计、听诊器以及传染病人用过的票证等)。

4．喷雾法

借助普通喷雾器或气溶胶喷雾器,使消毒剂产生微粒气雾弥散在空间,进行空气和物品表面的消毒。

5．环氧乙烷气体密闭消毒、灭菌法

将环氧乙烷气体置于密闭容器内,在标准的浓度、湿度和时间内达到消毒灭菌的目的。环氧乙烷是广谱气体杀菌剂,能杀灭细菌繁殖体及芽孢,以及真菌和病毒等,穿透力强,对大多数物品无损害,消毒后可迅速挥发,特别适用于不耐高热和湿热的物品,如精密器械、电子仪器、光学仪器、心肺机、起搏器、书籍文件等,无损害和腐蚀等副作用。

(二)化学消毒、灭菌剂分类介绍

1．含氯消毒剂

含氯消毒剂是指溶于水中能产生次氯酸的消毒剂,可分为无机类含氯消毒剂和有机类含氯消毒剂。前者包括漂白粉、次氯酸钙、次氯酸钠等,后者包括二氯异氰尿酸钠、三氯异氰尿酸。

含氯消毒剂能有效杀灭各类微生物,包括细菌繁殖体、芽孢、真菌、病毒、藻类、原虫。一般认为,其消毒机制包括次氯酸的氧化作用、新生氧的作用和氯化作用。有效氯浓度升高,作用时间延长,pH降低,温度升高,杀菌效果增强;有机物的存在会降低其杀菌效果。

含氯消毒剂的水溶液稳定性不好,应该临用现配。其有一定腐蚀性,消毒后应该用清水擦拭。

2. 过氧化物类消毒剂

过氧化物类消毒剂是指化学分子结构中含有二价基"—O—O—"的强氧化剂类消毒剂,最常见的有过氧乙酸和过氧化氢,其杀菌效果均是依靠强大的氧化能力,都能有效杀灭细菌繁殖体、芽孢、真菌、病毒在内的所有微生物,属于高效消毒剂,达到一定浓度可以作为灭菌剂使用。浓度增加、时间延长、温度升高,均能提高过氧乙酸与过氧化氢的杀菌效果,有机物的存在会降低其杀菌效果。

过氧乙酸为无色透明、弱酸性液体,易挥发、分解,有很强的刺激性醋酸味,易溶于水和有机溶剂,性质不稳定,遇热或有机物、重金属离子、碱等易分解,一般在二元包装下性质稳定,临用前将二元包装混合过夜后使用。过氧化氢又名双氧水,无色透明液体,弱酸性,无异味,味微苦,加入稳定剂后性质比较稳定。过氧乙酸和过氧化氢均有漂白作用,腐蚀性强,对眼、黏膜、皮肤有刺激性,有灼伤危险,要做好个人防护,若不慎接触,应用大量清水冲洗并及时就医。由于过氧化物消毒剂分解后残留毒性小,除了用于物体表面消毒,还可以用于疫源地空气消毒,但相对湿度对消毒效果有一定影响。相对湿度过高或过低都会降低过氧乙酸和过氧化氢气溶胶的空气消毒效果。

3. 含碘消毒剂

含碘消毒剂包括碘及以碘为主要杀菌成分制成的各种制剂,代表性的有碘酊、碘伏。碘酊为碘的乙醇溶液;碘伏是指由碘、聚乙烯吡咯烷酮(聚维酮)类和聚醇醚类非离子表面活性剂、碘化钾等组分组成的络合碘消毒剂,有液体和固体两种状态。碘酊为红棕色澄清液,无沉淀,有碘和乙醇气味;碘伏为黄棕色至红棕色固体粉末或液体,有碘气味。

碘对微生物的杀灭主要依靠碘对蛋白质的沉淀作用和卤化作用,使菌体蛋白发生改变,氨基酸链上某些基团发生卤化,从而使其失去生物活性。含碘消毒剂可以杀灭分枝杆菌、真菌(白色念珠菌)、细菌繁殖体、病毒等。其杀菌效果受温度、浓度、作用时间、pH、有机物的影响。温度升高,杀菌能力增强;浓度升高,作用时间延长,杀菌效果增强;pH降低,杀菌作用增强;有机物增加会降低杀菌作用。碘酊对皮肤黏膜刺激性较大,适用于手术部位、注射和穿刺部位皮肤,不适用于黏膜和敏感部位皮肤消毒;碘伏适用于外科手及前臂、手术切口部位、注射及穿刺部位以及新生儿脐带部位皮肤消毒,黏膜冲洗消毒,卫生手消毒。

4. 醛类消毒剂

某些醛类化合物可作为灭菌剂、消毒剂,如甲醛、戊二醛、邻苯二甲醛,其具有杀菌能力强、杀菌谱广、性能稳定、腐蚀性小的特点。甲醛是一种灭菌剂,对各种微生物都有高效杀灭作用,但因为对人体的毒性大,有致癌作用,基本不作为常规使用的消毒剂,但可用于气体熏蒸消毒、灭菌,作为甲醛灭菌器的消毒剂原料,通过压力和温度控制,释放至灭菌器腔体中,用于医疗器械灭菌。

戊二醛在酸性条件下稳定,杀菌效果差,使用前加入碱性缓冲剂,调节 pH 至中性或偏碱性,可以激活杀菌效果,但会因为聚合而导致稳定性变差,因此一般以二元包装状态存放,既可以保证稳定性,又可以保证杀菌效果。戊二醛对细菌繁殖体、芽孢、分枝杆菌、真菌和病毒有良好的杀灭作用,其杀菌效果受 pH、温度、浓度、作用时间、有机物的影响。pH 在碱性条件,杀菌效果增强;温度升高,杀菌效果增强;浓度升高,作用时间延长,杀菌效果增强;有机物增加,降低杀菌效果。戊二醛主要用于医疗器械的浸泡消毒与灭菌,不能用于注射针头、手术缝合线及棉线类物品的消毒与灭菌,也不能用于室内物体表面的擦拭或喷雾消毒、室内空气消毒、手和皮肤黏膜的消毒。

邻苯二甲醛为淡黄色结晶,对光和空气敏感,能随水蒸汽挥发,溶于水、乙醇、乙醚和有机溶剂。邻苯二甲醛以前是一种重要的医药化工中间体,自 1994 年 Alaf 发现其用于内窥镜消毒有很好的效果后,国外对其消毒功能的研究非常活跃,已经开发成一种新型高效消毒剂,并获得美国 FDA 认证。邻苯二甲醛与戊二醛相比,使用浓度、腐蚀性更低,也可以用于医院内窥镜器械的消毒,但国内邻苯二甲醛产品的生产企业还需要在增强产品稳定性、提高杀菌效果方面做出更多努力。

5. 烷基化气体消毒剂

烷基化剂是一类主要通过对微生物蛋白质、DNA 和 RNA 的烷基化作用而将微生物灭活的消毒、灭菌剂,具有杀菌谱广、杀菌力强的特点,一般主要利用烷基化气体进行消毒灭菌,包括环氧乙烷、乙型丙内酯、环氧丙烷、溴化甲烷,使用最多的是环氧乙烷。

环氧乙烷与菌体蛋白结合,使酶代谢受阻而导致死亡,能杀灭细菌繁殖体、芽孢、分枝杆菌、真菌、病毒,应用最广的是将环氧乙烷气化后导入密闭的灭菌器内进行消毒或灭菌。环氧乙烷消毒效果受消毒剂浓度和作用时间、消毒的温度、相对湿度、待消毒物品的性质和厚度、负载微生物的菌龄、有机物的影响;浓度增加,作用时间延长,杀菌效果增强;消毒的温度升高,杀菌作用增强;相对湿度过高或过低都会降低杀菌效果;待消毒物品的性质和厚度影响环氧乙烷气体穿透能力,影响杀菌效果;较大菌龄的微生物对环氧乙烷的抗力比幼龄微生物强;有机物增加,降低环氧乙烷的杀菌作用,但相对其他化学消毒剂的影响较小。

目前,医疗器械广泛采用环氧乙烷灭菌,其优点是:(1)能杀灭所有微生物,包括细菌芽孢。(2)灭菌物品可以被包裹、整体封装,可保持使用前呈无菌状态。(3)相对而言,环氧乙烷不腐蚀塑料、金属和橡胶,不会使物品变黄变脆。(4)能穿透形态不规则物品并灭菌。(5)可用于那些不能用消毒剂浸泡和用干热、压力蒸汽及其他化学气体灭菌的物品的灭菌。

根据环氧乙烷灭菌器装置的体积可分为不同类型。大型环氧乙烷灭菌装置是一次性使用无菌医疗器械生产企业的关键设备,安装后,需要进行验证试验,以确定其灭菌性能是否符合原设计要求;小型环氧乙烷灭菌器作为一种灭菌器械在医院使用非常广泛,与过氧化氢低温等离子体灭菌器相比,穿透性强,适用于不耐热、不耐湿的医疗器械灭菌,但灭菌周期较长。

6. 醇类消毒剂

醇类消毒剂历史悠久,属于中效消毒剂,不能杀灭芽孢,可以杀灭分枝杆菌、细菌繁殖体、真菌、有包膜病毒。常用品种有乙醇和异丙醇,也作为增效剂,与其他消毒剂复配,提高复配消毒剂的杀菌效果。

醇类消毒剂的杀菌机理包括对蛋白质的凝固变性作用、对微生物代谢的干扰作用、对细胞的溶解作用等。其发挥杀菌作用需要一定水分,杀菌效果受浓度、时间、温度、有机物的影响。在一定浓度范围内,杀菌效果好,浓度过高或过低都会影响杀菌效果;时间延长,温度升高,杀菌效果增强;有机物增加,降低杀菌效果。醇类消毒剂不宜用于被血液、脓汁和粪便污染表面的消毒。

乙醇作为消毒剂无腐蚀性,常用于皮肤消毒、物体表面消毒和一般诊疗物品的消毒;异丙醇溶脂能力比乙醇强,经常用于手和皮肤消毒,会导致皮肤干裂,通常作为一种主要成分与其他消毒剂复配,制成手消毒剂和消毒湿巾。

7. 季铵盐类消毒剂

季铵盐类消毒剂是一类阳离子表面活性剂,稳定性好,属于低效消毒剂,只能杀灭细菌繁殖体,不能杀灭抗力强的无包膜病毒、分枝杆菌、芽孢,有较强抑菌作用。其杀菌机理是:能吸附到菌体表面,改变细胞渗透性,破坏细胞膜,溶解损伤细胞;依靠其表面活性作用,聚集在菌体表面,阻碍细胞代谢;渗透到菌体,使菌体内蛋白变性而沉淀;破坏细菌酶系统,影响脱氢酶类、氧化酶活性。

季铵盐类消毒剂包括氯型季铵盐和溴型季铵盐。氯型

季铵盐是指由 $C_8 \sim C_{18}$ 的脂肪链（单链或双链）、甲基（或苄基、乙基苄基）组成的氯化季铵盐及由松宁基、二甲基、苄基组成的氯化苄铵松宁。溴型季铵盐是指由 $C_8 \sim C_{18}$ 的脂肪链（单链或双链）、甲基（或苄基、乙基苄基）组成的溴化季铵盐。

常见的季铵盐消毒剂有苯扎氯铵和苯扎溴铵，其受浓度和作用时间、温度、pH、有机物、水的硬度、拮抗物质的影响：浓度升高，时间延长，杀菌作用增强；温度升高，pH升高，杀菌效果增强；有机物的存在降低杀菌效果；配制消毒液的水的硬度升高，降低杀菌效果；阴离子表面活性剂等拮抗物质降低其杀菌效果。

季铵盐消毒剂适用于环境与物体表面（包括纤维与织物）的消毒，与醇复配，适用于手、皮肤、黏膜的消毒。

8. 胍类消毒剂

胍类消毒剂包括氯己定类和聚六亚甲基胍类。氯己定类属于双胍类化合物，又称洗必泰，包括盐酸盐、醋酸盐、葡萄糖酸盐；聚六亚甲基胍包括聚六亚甲基胍单胍和聚六亚甲基胍双胍。

胍类消毒剂属于低效消毒剂，稳定性好，属于低效消毒剂，只能杀灭细菌繁殖体，不能杀灭抗力强的无包膜病毒、分枝杆菌、芽孢，有较强抑菌作用。其杀菌机理是：迅速吸附于菌体细胞膜上，破坏细胞膜，使细胞质变性漏出；抑制细菌脱氢酶和氧化酶，使其发生代谢障碍；直接凝聚细胞质，使胞浆浓缩、变性，导致细菌死亡。

胍类消毒剂的影响因素包括消毒剂浓度和作用时间、温度、pH、有机物、拮抗或增效剂：消毒剂浓度升高，作用时间延长，杀菌效果增强；温度升高，杀菌效果增强；pH升高，杀菌效果增强,碱性条件下,杀菌效果好;有机物浓度增加,降低杀菌效果;硝酸银、硫酸铜、醛类、酸类及阴离子表面活性剂降低杀菌效果,乙醇、异丙醇等增效剂可增强杀菌效果。

常用胍类消毒剂有醋酸氯己定、葡萄糖酸氯己定、聚六亚甲基双胍等,但由于单方消毒剂溶解性、消毒效果不够好,通常与醇类复配成复方消毒剂,可用于清洁基础上的外科手、卫生手、皮肤、黏膜消毒,也可以用于物体表面消毒,不适用于结核杆菌、细菌芽孢消毒,也不适用于血液、粪便污染情况的消毒。

9. 酚类消毒剂

酚类消毒剂是以苯酚、甲酚、对氯间二甲苯酚、三氯羟基二苯醚(三氯生)等酚类化合物为主要原料,添加表面活性剂、乙醇或异丙醇为增溶剂,以乙醇或异丙醇或者水为溶剂,不添加其他杀菌成分的消毒剂。酚类消毒剂属于低效消毒剂,只能杀灭细菌繁殖体和有包膜病毒,其杀菌机理是:作用于细胞壁和细胞膜,破坏其通透性,渗入细胞内,破坏细胞结构;作用于胞浆蛋白,使其凝固和沉淀;作用于微生物的酶,使其灭活。酚类消毒剂的杀菌效果受浓度、作用时间、温度、有机物、pH的影响:浓度越高,作用时间越长,杀菌效果越好;温度升高,增强杀菌效果;有机物增加,降低杀菌效果;pH降低,杀菌作用增强。

酚类消毒剂的苯酚、煤酚皂溶液(来苏尔)历史较长,性质稳定,因其不易降解,污染水源及其他环境,以及对人体的毒性作用较大,目前使用较少。对氯间二甲苯酚、三氯羟基二苯醚是近年来使用较多的产品,都可以用于卫生手、皮肤、黏膜、物体表面消毒。由于其抑菌浓度低,抑菌效果好,在日化用品、抗抑菌剂中使用很多,但有时达到滥用的程度,微生物对其产生抗性,对环境、生物和人类健康造成影响的风险提高。谈智等 2007 年报道铜绿假单胞菌对对氯间二甲苯酚抗力有差异,存在抗力株和敏感株;大肠杆菌对对氯间二甲苯酚抗力与标准株相同。陈越英等 2012 年报道,几种常见微生物对酚类消毒剂抗力有明显差异,其中铜绿假单胞菌抗力最强,有效杀菌浓度分别是金黄色葡萄球菌的 3 倍、大肠杆菌的 4 倍、白色念珠菌的 5 倍。三氯羟基二苯醚(三氯生)大范围使用,使其在水环境、生物固体、土壤、饮用水等多种环境介质中普遍检出,已成为污水中最常检测到的化合物之一,甚至进入食物链,在植物、动物和人体中蓄积,对水生生物有不同程度致死,对鱼类产生致畸,对人类健康产生危害。

三、生物消毒法

生物消毒法是利用一些生物及其产生的物质来杀灭或清除病原微生物的方法,主要用于水、土壤和生物体表面消毒处理。其优点是能够对某些有害微生物起到抑制或者杀灭作用,而又不对环境产生任何持续性的破坏作用,缺点是存在消毒效果难以确定、消毒效率不高以及不利于规模化应用等问题。

目前可用作消毒的生物有以下几种:

1. 抗菌植物药

植物为了保护自身免受外界的侵袭,特别是微生物的侵袭,产生了抗菌物质,随着植物的进化,这些抗菌物质就愈来愈局限在植物的个别器官或器官的个别部位。能抑制或杀灭微生物的植物叫抗菌植物药。将抗菌植物药的抗菌成分提取出来,可以制成抗抑菌剂或消毒剂,如中草药抗抑菌剂或消毒剂。但由于纯植物杀菌效果较弱,通常加入其他化学消毒剂如胍类、乙醇等提高消毒效果。

2. 微生物

当前用于消毒的细菌主要是噬菌蛭弧菌,它可裂解多种细菌,如霍乱弧菌、大肠杆菌、沙门氏菌等,用于水的消毒处理。此外,梭状芽孢菌、类杆菌属中某些细菌可用于污水、污泥的净化处理。

3. 噬菌体

一些广谱噬菌体可裂解多种细菌,但一种噬菌体只能感染一个种属的细菌,对大多数细菌不具有专性吸附能力,这使噬菌体在消毒方面的应用受到很大限制。

4. 微生物代谢等产物

一些真菌和细菌的代谢产物,如抗菌肽,是生物体内经诱导而产生的一类具有先天免疫相关的有抗菌活性的小分子多肽物质,具有抗菌或抗病毒作用,亦可用作消毒或防腐。

5. 生物酶

生物酶来源于动植物组织提取物或其分泌物、微生物体自溶物及其代谢产物中的酶活性物质,生物酶在消毒中的应用研究源于 20 世纪 70 年代。近年来,对酶的杀菌应用取得了突破,可用于杀菌的酶主要有细菌胞壁溶解酶、酵母胞壁溶解酶、霉菌胞壁溶解酶等,开拓了生物酶用于日常消毒领域的广阔前景。

第三节　血站各类场所、环境的消毒

一、采血室(车、屋)、单采室、临时采血场所的消毒

血液采集场所的消毒符合规范要求是保证血液质量的一个重要环节,如果消毒不严,将会导致血液污染和献血者的感染,所以血站员工一定要重视并做好血液采集场所的消毒卫生工作。血液采集场所主要分为采血室(车、屋)、单采室、临时采血场所。不同场所的消毒方法基本相同。消毒范围主要包括空气消毒、物品消毒、工作人员手消毒、采血穿刺部位的消毒。

(一)空气消毒

1. 自然通风

每天定时将门窗打开,让外界空气与室内空气进行对流,达到净化空气的目的。自然通风应在工作前与工作结束后进行,外面空气湿度较大和风大时不宜将门窗打开对流。团体单位到临时采血场所时的消毒可采用自然通风或喷雾法消毒。

2. 紫外线杀菌灯消毒

(1)适用于无人状态下室内空气的消毒:每日工作前采用悬吊式或移动式紫外线灯直接照射(临时采血场所也可以采用移动式紫外线灯消毒),灯管吊装高度距离地面 1.8～2.2 m。安装紫外线灯数量平均≥1.5 W/m³,照射时间≥30 min。

(2)注意事项:①应保持紫外线灯表面清洁,每周用

70％～80％(体积比)乙醇棉球擦拭一次,发现灯管表面有灰尘、油污时,应及时擦拭。②紫外线灯消毒室内空气时,房间内应保持清洁干燥,减少尘埃和水雾。温度低于 20℃或超过 40℃时,或相对湿度大于 60％时,应适当延长照射时间。③室内有人时不应使用紫外线灯照射消毒。④紫外线杀菌灯应定期检测辐射强度,如 30 W 紫外线灯辐射照度＜70 μW/cm^2 或累计使用时间超过有效寿命时,应及时更换灯管。

3. 循环风紫外线或静电吸附式空气消毒机消毒

人机共存的消毒机主要有等离子空气消毒机、紫外线空气消毒机、动静两用空气消毒机。这类消毒机可以做到边工作边消毒,对人体无害。

(1)适用于有人状态下室内空气的消毒。产品使用时遵循使用说明,在规定的空间内正确安装使用和配置空气消毒机的数量。

(2)消毒原理:消毒器由高强度紫外线灯、双重等离子体等杀菌和过滤系统组成,可以有效杀灭进入消毒器空气中的微生物,并有效地滤除空气中的尘埃粒子。

(3)注意事项:消毒时应关闭门窗,进风口、出风口不应有物品覆盖或遮挡,消毒器的循环风量(m^3/h)应大于房间体积的 8 倍以上,消毒器应取得卫生安全评价报告,消毒器的检修与维护应遵循产品的使用说明。

(二)相关物品设备消毒

1. 每日工作结束后,用含有效氯 500 mg/L 的消毒液擦拭血压计、采血仪、热合机、储血冰箱、治疗车、治疗盘、离心机、血细胞分离机、血小板保存箱等相关设备的表面。

2. 相关设备、物表、台面、地面应保持清洁,当受到肉眼可见污染时应及时清洁、消毒。对于少量（＜10 mL）血液的污染，可先清洁再消毒。

3. 对于大量（＞10 mL）血液的污染，如血袋破裂导致工作区域的台面、地面、设施设备等物体表面的污染，血细胞分离机离心仓内被分离管道破裂导致的血液污染时，工作人员应戴上双层手套，先用纸巾等吸湿材料去除可见的污染，然后将纸巾等清理到盛放污染性废物的容器内，再用有效氯含量 2 000 mg/L 以上的消毒液擦拭污染区域，作用 30～60 min 后，用清水擦净。如工作服被血液污染，用有效氯含量 2 000 mg/L 以上的消毒液浸泡 30～60 min 后再清洗。

4. 常用物品的消毒：①压脉带、治疗盘用有效氯含量为 500 mg/L 的消毒液浸泡 30 min 后用流水冲洗晾干备用。②血液保存箱的消毒：每周用有效氯含量为 500 mg/L 的消毒液擦拭后，再用清水擦拭一遍。③血细胞计数仪、半自动生化分析仪使用过程中产生的废液的消毒：在血细胞计数仪、半自动生化分析仪使用过程中产生的废液中加入消毒剂，使有效氯终浓度含量在 2 000 mg/L 以上，浸泡 30 min 后再进入血站的污水处理系统。

（三）工作人员手卫生

1. 免洗手消毒液消毒法

工作人员在血液采集前用免洗手消毒液喷洒双手后，搓揉双手使均匀涂布每个部位，作用时间通常为 1 min 或见产品说明书。使用免洗手消毒液的手卫生方法：第一步取适量产品于掌心中，并涂抹双手至所有皮肤；第二步掌心对掌心揉搓；第三步手指交叉，掌心对手背揉搓；第四步手指交叉，掌心对掌心揉搓；第五步手指互握，一手手指背部放于另一只手的手掌中,揉搓手指,拇指在掌中揉搓;第六步指尖在掌心中揉搓;第七步干燥。

注意事项:①免洗手消毒液是含有醇类和护肤成分的手消毒剂。②易挥发的醇类产品开瓶后的使用期不超过 30 d,不易挥发的产品开瓶后的使用期不超过 60 d。③在使用有效期内消毒剂含量不低于成品标示有效含量的下限值。④卫生手消毒后,医务人员的手表面的菌落总数应≤10 cfu/cm²。

2. 七步洗手法

操作前用七步洗手法清洁双手,可清除手部污物和细菌,预防接触感染,减少传染病的传播。首先使用流动水,使双手充分浸湿,用适量肥皂或皂液,均匀涂抹至整个手掌、手背、手指和指缝,认真揉搓双手,整个揉搓过程 15～20 s。具体揉搓步骤为:(1)掌心相对,手指并拢,相互搓擦;(2)手心对手背沿指缝相互搓擦,交换进行;(3)掌心相对,沿指缝相互搓擦;(4)双手指相扣,互搓;(5)一手握另一手大拇指旋转搓擦,交换进行;(6)将五个手指尖并拢在另一手掌心旋转搓擦,交换进行;(7)螺旋式擦洗手腕,交换进行。

注意事项:①流水冲洗时水龙头用脚踏式或长臂开关,勿用纱布或其他材料的“接管”,可用防溅龙头。②洗手时指尖、指缝要洗干净。③洗手后可待其自然干燥,或用个人专用手巾、一次性消毒纸巾擦干。④如手不慎接触污物,应将污染的双手浸泡于消毒液内 2 min 后再用洗手液加流水洗手法洗两遍后擦干。

(四)采血穿刺部位消毒

1. 消毒方法

一般选用含碘消毒剂,对碘过敏者可选用其他消毒剂。

用浸有碘伏消毒液原液的无菌棉,以穿刺点为中心,自内向外螺旋式旋转涂拭,消毒面积不小于 6 cm×8 cm,消毒 2～3 遍,作用时间 1～3 min,或遵循产品的使用说明。不得触摸已消毒的皮肤,不得靠近已消毒的皮肤讲话。

2. 消毒剂的使用要求

①所用消毒剂应当符合相应的国家标准要求;②处于有效期内;③标明启用日期;④使用中消毒液的有效浓度应符合使用要求。

二、血液成分制备室的消毒

血液成分制备室是利用离心、过滤、辐照、病毒灭活等技术将全血中的各种血液成分制备成体积小、浓度高、纯度好、疗效高、副反应小的统一规格的成分血的场所,几乎所有采集的血液都在此处理制备,一旦发生污染,将严重影响血液质量及工作人员的安全,应建立健全的消毒管理制度。

一次性多联袋、无菌接管技术的使用,可确保血液的分离、制备在无菌、密闭系统中进行。但目前还有部分血液成分的处理如血液的转移等需要开放式操作,因此部分成分制备场所仍然配备了洁净间或超净台。随着分离技术的不断发展,各种自动化仪器设备如大容量低温离心机、血液成分分离机、红细胞处理仪、血浆速冻机、血浆病毒灭活柜等的应用,给制备室的消毒管理带来了新的挑战和要求。

（一）消毒管理的一般要求

1. 布局合理,超净区(100 级净化区)、洁净区(10 000 级净化区)、清洁区(更衣室、风淋室)、潜在污染区(密闭式成分制备区)、医疗废物暂存区等分区明确,标识清楚,有流动水非接触式洗手设施和干手物品。

2. 工作人员及进入成分制备工作区域的其他人员均应严格遵守消毒管理制度,采取相应的隔离及防护措施,按要求穿工作服或隔离衣、帽、口罩、手套和隔离鞋。工作人员手卫生参见第二章第三节中"采血室(车、屋)、单采室、临时采血场所的消毒"部分的"(三)工作人员手卫生"的具体内容。

(二)环境消毒的具体要求

1.《血站技术操作规程(2015 版)》要求:制备环境应卫生整洁,定期消毒;应尽可能以密闭系统制备血液成分;用于制备血液成分的开放系统,制备室环境应达到 10 000 级,操作台局部应达到 100 级(或在超净台中进行)。应根据不同的制备环境,采取空气质量分级控制措施,开放式成分制备洁净区为Ⅰ类环境,密闭式成分制备区为Ⅱ类环境。消毒后的室内空气应依照《医院消毒卫生标准》规定的菌落允许标准作为监测结果判定指标。

(1)开放式成分制备洁净区的空气洁净与消毒措施为局部净化技术,可采用高效过滤、静电除菌、紫外照射等方法。

(2)工作人员应全面掌握净化设施正确的使用及维护方法,管理中还应注意影响洁净度的各种因素,包括:①工作人员自身带菌对洁净度的影响;②活动与服装对洁净度的影响;③环境、物品的无菌化程度与保持;④布局分区是否合理;⑤执行各项操作是否遵守无菌操作规程等,避免不利因素对净化设施的影响。

(3)开放式成分制备洁净区在启用前应对设施的技术指标全面检测以符合标准,其内外墙板、台面、门窗、地面、物品表面均采用有效氯含量 500 mg/L 的消毒液擦拭;使用前开启净化设施净化 30～60 min。

（4）工作人员进入开放式成分制备洁净区前，在更衣室更换无菌衣裤、鞋、帽，戴无菌口罩、手套，严格按照无菌技术要求操作，入室后不得擅自离开净化间。整个净化间除工作人员外禁止其他人员无故进入。

（5）开放式成分制备洁净区的台面、地面、物表在使用前后均应采用消毒液擦拭消毒，可采用有效氯含量 500 mg/L 的消毒液擦拭，作用 30 min 以上；如遇到血液污染物品，先用一次性吸湿材料去除可见的污染物，再用有效氯含量 2 000～5 000 mg/L 的消毒液作用 30 min 以上。

（6）开放式成分制备洁净区中需使用的无菌物品如装剪刀、止血钳等的无菌包，应按灭菌日期依次放入洁净柜中，使用前必须清点并检查无菌包的消毒日期及外包装是否完整。如超过灭菌有效期或怀疑无菌包被打开或污染，则不能使用。无菌包、无菌辅料等一经开启，虽未污染或使用，保存时间也不得超过 24 h。碘酒、乙醇等消毒剂应密闭存放，每周更换 2 次，或使用一次性小包装，一次性小包装应随用随开，严禁预先开包。

（7）对开放式成分制备洁净区应定期做空气与物品的细菌培养、空气尘埃粒子监测等。当监测空气含菌、含尘浓度明显增高时，应及时查找原因和检修，必要时更换过滤器。

2. 密闭式成分制备区应定期通风换气，保持室内清洁卫生，每天按时对空气、物表及地面进行常规清洁消毒，遇明显污染随时去污消毒。空气消毒的方法可参见第二章第三节中"采血室（车、屋）、单采室、临时采血场所的消毒"的规定实施。

3. 密闭式成分制备区地面与物体表面应保持清洁、干燥,地面消毒采用有效氯含量 500 mg/L 的消毒液擦拭;物体表面消毒方法同地面或采用 1 000～2 000 mg/L 季铵盐类消毒液擦拭;遇到血液污染物品,先用一次性吸湿材料去除可见的污染物,再用有效氯含量 2 000～5 000 mg/L 的消毒液作用 30 min 以上。

4. 大容量低温离心机、血液成分分离机、速冻机、红细胞处理仪、血浆病毒灭活柜等贵重仪器应保持清洁。如有局部少量污染,可用 2% 碱性或中性戊二醛,也可采用 0.5% 醋酸氯己定-乙醇溶液擦拭;若离心时血袋破裂,液体外溢,宜戴上手套先用一次性吸湿材料去除可见的污染物后,再用 2% 碱性或中性戊二醛溶液擦拭消毒,仔细消毒离心机内部,作用 30～60 min,然后用清水擦净。因戊二醛消毒液含有刺激性气味,使用时应注意通风换气,加快气味的挥发,并做好个人防护,以减少对人体呼吸系统的影响;也可采用其他含防锈剂的含氯消毒液擦拭消毒,有效氯含量在 2 000～5 000 mg/L,作用时间 30 min 以上,再用清水擦净。

三、血液检测实验室的消毒

血站实验室检测的对象是具有潜在感染性的人血液样本,其中极可能存在大量的病原微生物,在实验过程中可能形成气溶胶、泼洒、溅出、直接接触而污染实验室,在一定环境条件下,病原微生物可通过呼吸道、接触传染等方式感染工作人员。目前血站实验室包含原传统检测项目:血型检测、ALT 生化检测及酶联免疫检测项目,这些检测项目对实验室分区无特定要求,环境消毒按照一般实验室进行。近年来各血站开展了 NAT 检测方法。无论是采用何种检测方案,目前均为封闭体系检测方法,多采用三分区方案,实验消毒必须遵从 NAT 检测实验要求、物品的分区使用及独立消毒通风要求等。

（一）实验室内空气的消毒

血站实验室属于二级生物安全实验室,可选用以下方法对空气进行消毒处理:一般可加强开窗通风,自然通风换气,或采用排气扇人工机械通风,每小时换气 10～15 次;采用室内悬吊式紫外线灯对室内空气消毒时,安装的数量不少于 $1.5~W/m^3$,照射时间不少于 60 min;也可选用合格的空气消毒器,按照说明书要求使用。

NAT 检测实验室有严格的分区和通风要求,通常空气流向可按照试剂储存的准备区→标本制备区→扩增区→扩增产物分析区进行,防止扩增产物顺空气气流进入扩增前的区域。可通过安装排风扇、负压排风扇装置和其他可行的方式实现。由于血站系统的 NAT 检测为密闭体系,因此目前血站 NAT 检测实验室多为三分区实验室,扩增区和扩增产物分析区合为一区,实现扩增检测一体化。实验室空气消毒采用紫外照射方便有效。NAT 实验不建议使用空气消毒机进行消毒。在工作完成后将紫外线灯调至实验台上 60～90 cm 内照射。必要时可延长照射时间,如照射过夜。

（二）实验室室内表面消毒

1. 血站实验室分为清洁区、半污染区及污染区,所有地面要湿式拖扫,禁止干拖、干扫。可喷洒有效氯为 500 mg/L 的含氯消毒剂或拖地。拖把应专用,污染区和清洁区不得混用。使用后的拖把用上述消毒液浸泡 30 min,再用水清洗干净,悬挂晾干。

2. 实验台面、桌子、椅子、凳子、门把手、实验记录夹等可用有效氯为 500 mg/L 的含氯消毒剂喷洒、擦拭消毒,作用 15 min。

3. 若实验台面等明显被感染性标本污染,例如,感染性标本和(或)培养物外溢、泼溅或容器打碎,洒落于表面,应立即用一次性吸湿材料去除可见的污染物,再用含有效氯 2 000～5 000 mg/L 消毒液作用 30 min 以上。

（三）生物安全柜的清洁与消毒

实验室配置的生物安全柜或通风橱,柜内的所有物品,包括设备,都应在工作完成之后进行表面去污处理,因为残留的培养介质可能会提供微生物的生长条件。生物安全柜的内表面应在每次使用前与使用后进行去污处理,用消毒剂擦拭工作台表面及内壁面,使用的消毒剂应能杀死柜内可能存在的所有微生物。一天工作结束时,应进行最后表面去污处理,即对工作台、各个侧面、背面及玻璃的里面进行全面擦拭消毒。建议生物安全柜或通风橱在清洁、消毒时处在工作状态。如果其未处在工作状态,则应运行 5 min,以便在生物安全柜或通风橱关闭前将其中的气体清除掉。

（四）一般实验器材的消毒、灭菌

1. 凡直接或间接接触临床标本或实验微生物的器材均应视为有传染性,均应做消毒处理。

2. 使用过的玻璃吸管、试管、离心管、玻片、玻璃棒、三角瓶和平皿等玻璃器皿应立即浸入有效氯为 2 000 mg/L 的消毒液中 1 h 以上（金属器材应先浸泡于医疗器械消毒液），然后洗净沥干，再进行压力蒸汽灭菌或干热灭菌处理。

3. 一次性帽子、口罩、手套、工作服、防护服等使用后应放入污物袋内集中销毁。

4. 血型检测使用过的塑料板可直接浸入 1% 盐酸溶液中 2 h 以上，洗净再用。

5. 贵重仪器如显微镜、分光光度计、离心机、天平、冰箱、孵育箱等的内部轻度污染，可用医疗器械消毒液擦拭，污染严重可用环氧乙烷消毒或按厂商指导进行消毒。

6. 离心时离心管未封闭或试管破裂液体外溢，应消毒离心机内部。戴上手套，先用一次性吸湿材料去除可见的污染物，再用含有效氯 2 000～5 000 mg/L 消毒液作用 30 min 以上或遵照仪器操作要求进行消毒处理。

（五）洗手／清除手部污染

处理生物危害性材料时必须戴合适的手套，处理完生物危害性材料后，以及离开实验室前应采用七步法洗手和消毒。应使用脚控或肘控或感应水龙头。七步洗手法参见第二章第三节中"采血室（车、屋）、单采室、临时采血场所的消毒"部分的"（三）工作人员手卫生"的具体内容。

戴手套接触标本，当明显受到阳性样本污染时，先用一次性吸湿材料去除可见的污染物，再用含有效氯 2 000～5 000 mg/L 消毒液作用 30 min 以上。

（六）实验室废物的处理

1. 实验室废物应置于耐用、防漏容器内，密封运出实验室。需由专业人员或由经过培训且配有装备的消毒人员进

43

行处理、清洗。

2. 检测后标本以及检测过程中所使用过的废物,在实验室内压力蒸汽灭菌。或使用医疗废物包装袋双层密封包装,集中放入带盖专用污物桶内,移交统一灭菌处理。

3. 所有废液(包括仪器检测后废液)加入含氯消毒剂,使其终浓度达到 2 000 mg/L,作用 1 h 以上,或通过压力蒸汽灭菌后再排入污水处理系统。

四、血液储存及运输场所的消毒

血液储存及运输场所的清洁消毒,与血站其他工作场所一样重要,直接关系到血液安全和工作人员的身体健康,每天应对工作场所进行清理、打扫。

(一)血液储存场所消毒

1. 空气净化或消毒

首选自然通风,如果自然通风不良,宜采取机械通风。其次集中空调通风系统,也可以使用静电吸附式空气消毒器或已备案并能提供卫生安全评价报告、对人体健康无损害的其他空气消毒产品。机械通风应充分考虑相邻房间的卫生条件和室内外的环境因素,选择通风方式及室内的正负压,应定期对机械通风设备进行清洁,遇污染及时清洁消毒。

2. 储血设备、冷链操作台、血液专用吊梯、器械车的消毒

定期用有效氯含量为 500 mg/L 的消毒液或 75% 乙醇擦拭消毒。如被血液污染,工作人员戴上双层手套,立即用纸巾等一次性吸湿材料覆盖在受污染的设备表面,然后将一次性吸湿材料清理到盛放污染性废物的容器内,再用有效氯含量为 2 000 mg/L 的消毒液擦拭设备污染区域,作用 30 min

后,再用清水擦净。储血设备过滤网应定期清洗。

3. 冰冻成分血的融化设备消毒

如水浴箱,应定期换水,并用有效氯含量为 500 mg/L 的消毒液或 75％乙醇擦拭消毒。如遇污染应及时消毒后换水。

4. 台面、桌椅等表面、地面的清洁消毒

正常采用湿式清洁。如被血液成分污染,工作人员戴上双层手套,立即用纸巾等一次性吸湿材料覆盖在受污染的设备表面,然后将吸湿材料清理到盛放污染性废物的容器内,再用有效氯含量为 2 000 mg/L 的消毒液擦拭设备污染区域,作用 30 min 后,再用清水擦净。

5. 工作人员手消毒

见本书第二章第三节中的"采血室(车、屋)、单采室、临时采血场所的消毒"部分的"(三)工作人员手卫生"的具体内容。

(二)血液运输场所消毒

1. 送血冷藏车消毒

每天工作结束后,湿式清洁,通风,或者用紫外线灯消毒 30～60 min。紫外线灯管每周用 70％～80％(体积比)乙醇棉球擦拭 1 次。

2. 血液运输箱消毒

每周用有效氯含量为 500 mg/L 的消毒液擦拭 1 次。如果送血冷藏车、血液运输箱被血液成分污染,立即用纸巾等一次性吸湿材料覆盖在受污染的表面,然后清理到盛放污染性废物的容器内,再用有效氯含量为 2 000 mg/L 的消毒剂擦拭污染区域,作用 30 min 后清水擦净。

3. 工作人员手消毒

同血液储存场所的工作人员手消毒。

4. 环境卫生学监测

每月对采血室、流动采血车、采血台等的空气及采血人员的手进行监测。当发生站内感染,怀疑与血站环境卫生有关时,应及时进行监测。

监测可以按照以下标准执行:Ⅰ类环境为开放式成分制备洁净区和其他洁净场所。Ⅱ类环境为全血采集区、成分血采集室、密闭式成分制备区、血液贮存发放区、消毒供应检查包装灭菌区和无菌物品存放区。Ⅲ类环境为采血前献血者征询、体检区。

各类环境空气、物体表面菌落总数卫生标准见表 2-1。

表 2-1   各类环境空气、物体表面菌落总数卫生标准

环境类别	空气平均菌落数[a]		物体表面平均菌落数 cfu/cm^2
	cfu/皿	cfu/m^3	
Ⅰ类环境	≤4.0(30 min[b])	≤150	≤5.0
Ⅱ类环境	≤4.0(15 min[b])	—	≤5.0
Ⅲ类环境	≤4.0(5 min[b])	—	≤10.0

a. cfu/皿为平板暴露法,cfu/cm^{3}为空气采样器法。
b. 平板暴露法检测时的平板暴露时间。

五、消毒供应室的消毒

消毒供应室是血站中的一个特殊部门,是向全站提供各种无菌器材、敷料和其他无菌物品的保障科室,又是预防和

避免感染发生的重要科室。其特殊的工作性质决定有面临感染的疾病、环境污染、意外和噪声等的危害,容易产生生理和心理疲劳。它虽不直接服务于采供血,但服务于血站各个科室,担负着血站可重复使用物品的回收、清洗、消毒、灭菌与发放工作,具有供应的无菌物品数量大、周转快、涉及范围广等特点。消毒供应室通常也分为三个区域,为:去污区、检查包装区、灭菌物品存放区,即污染区、清洁区、无菌区。三区应划分清楚,区域间有实际屏障。去污区主要进行污染物品回收与分类、清洗,下送车辆、塑料箱冲洗消毒等工作;检查与包装区主要进行物品的检查与包装、敷料制作、灭菌等工作;灭菌物品存放区主要进行灭菌物品的储存与发放。

（一）消毒供应室空气的消毒

各区域通风系统独立,可选用以下方式:①开窗通风自然换气。②排气扇人工机械通风,换气频率每小时换气 10～15 次。③室内悬吊式紫外线灯对室内空气消毒时,安装的数量为至少 1.5 W/m³,照射时间不少于 60 min。④采用合格的其他空气消毒器,在连续开机达到说明书规定的时间后即可起到空气消毒的作用。

（二）室内表面消毒

各区域分别处理,保持消毒用具不交叉,方法可参照实验室室内表面消毒方法。

参考文献

1. 中华人民共和国卫生部. 医疗机构消毒技术规范:WS/T 367—2012[S],2012.

2. 吕霞,王芳,梅静.血站采供血过程中医源性感染的预防与控制[J].疾病防控,2013,20(6):166-168.

3. 薛广波.现代消毒学[M].北京:人民军医出版社,2002.

4. 杨华明,易滨.现代医院消毒学[M].北京:人民军医出版社,2002.

5. 孙俊.消毒技术与应用[M].北京:化学工业出版社,2003.

6. 中华人民共和国卫生部.过氧化物类消毒剂卫生标准:GB 26371—2010[S].北京:中国标准出版社,2010.

7. 中华人民共和国卫生部.含碘消毒剂卫生标准:GB 26368—2010[S].北京:中国标准出版社,2010.

8. 中华人民共和国卫生部.季铵盐类消毒剂卫生标准:GB 26369—2010[S].北京:中国标准出版社,2010.

9. 中华人民共和国卫生部.黏膜消毒剂通用要求:GB 27954—2010[S].北京:中国标准出版社,2010.

10. 中华人民共和国卫生部.胍类消毒剂卫生标准:GB 26367—2010[S].北京:中国标准出版社,2010.

11. 中华人民共和国卫生部.酚类消毒剂卫生要求:GB 27947—2011[S].北京:中国标准出版社,2011.

12. 陈越英,吴晓松,徐燕,等.几种常见微生物对酚类消毒剂抗力研究[J].现代预防医学,2012,39(9):2240-2241.

13. 谈智,陈越英,徐燕,等.14株医院感染病原菌对对氯间二甲苯酚抗力的观察[J].中国消毒学杂志,2007,26(6):496-498.

14. 中华人民共和国卫生.手消毒剂卫生要求:GB

27950—2011[S],2011.

15. 中华人民共和国卫生. 医院消毒卫生标准:GB 15982—2012[S],2012.

16. 中华人民共和国卫生计划生育委员会. 血站技术操作规程[Z],2015.

17. 刘江,吕杭军,柳堤,等. 输血管理[M].3 版.北京:人民卫生出版社,2013.

18. 中华人民共和国国家卫生和计划生育委员会. 医院空气净化管理规范:WS/T 368—2012[S],2012.

19. 江苏省输血协会. 江苏省血站感染管理规范(试行)[Z],2006.

20. 高东英. 输血技术学基础[M].北京:高等教育出版社,2013.

21. 中华人民共和国住房和城乡建设部. 洁净室施工及验收规范:GB 50591—2010[S],2010.

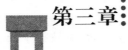

第三章
血站消毒效果监测

消毒效果的监测是评价消毒设备运转是否正常、消毒药械是否有效、消毒方法是否合理、消毒效果是否达标的唯一手段,因而在消毒灭菌工作中必不可少。

血站消毒效果监测时需遵循以下原则:监测人员需经过专业培训,掌握一定的消毒知识,熟悉消毒设备和药剂性能,具备熟练的检验技能,选择合理的采样时间,遵循严格的无菌操作。

第一节　环境卫生监测

血站环境卫生监测包括消毒后物品和环境物体表面、空气等,采样时间应在消毒处理后、投入使用前。

一、物品和环境表面消毒效果的监测

(一)采样方法

用 5 cm×5 cm 的标准灭菌规格板放在被检物体表面,物体表面积≥100 cm² 时,连续采样 4 个,采样面积为 100 cm²,用浸有含相应中和剂的无菌洗脱液的棉拭子 1 支,在规格板内横竖往返均匀涂擦各 5 次,并随之转棉拭子,弃去手接触部位后,将棉拭子投入 5 mL 或 10 mL 含相应中和剂的无菌洗脱

液试管内,立即送检。

物体表面积<100 cm²时或不规则物体表面,用棉拭子直接涂擦采样。

(二)检测方法

1. 细菌总数检测

将采样管在混匀器上振荡 20 s,用无菌吸管吸取 1.0 mL 待检样品接种于灭菌平皿,每一样本接种 2 个平皿,加入已溶化的 45～48℃的营养琼脂 15～18 mL,边倾注边摇匀,待琼脂凝固,置(36±1)℃温箱培养 48 h,计数菌落数。

采样结果计算方法:

$$细菌总数(cfu/cm^2) = \frac{平板上菌落数 \times 稀释倍数}{采样面积(cm^2)}$$

小型物体表面的结果计算用"cfu/件"表示。

2. 致病菌检测

检测原则:致病菌的检测依据污染情况进行相应指标的检测。

(1)金黄色葡萄球菌检测

① 增菌、分离

取采样液 1 mL,接种于 5 mL SCDLP 液体培养基中,于(36±1)℃增菌 24 h。取 1 白金耳上述增菌液,在血平板上做画线分离,(36±1)℃培养 24 h。

② 观察菌落特征:在血琼脂平板上菌落形态为金黄色,圆形凸起,表面光滑,周围有溶血圈。

③ 镜检:挑取典型菌落作涂片染色镜检,镜下为革兰阳性、呈葡萄状排列的球菌。

④ 生化反应:取可疑菌落做触酶、葡萄糖发酵、血浆凝固酶、甘露醇发酵、新生霉素敏感试验,均为阳性者即为金黄色葡萄球菌。

a. 甘露醇发酵试验:取上述可疑菌落接种于甘露醇培养基,于(36±1)℃培养24 h,发酵甘露醇产酸者为阳性。

b. 血浆凝固试验:Ⅰ.玻片法:洁净玻片一端滴一滴灭菌生理盐水,另一端滴一滴血浆,用白金耳挑取菌落分别与生理盐水和血浆混匀,5 min 内观察有无固体颗粒状物,若血浆出现凝块,生理盐水均匀浑浊为阳性,两者均浑浊为阴性。Ⅱ.试管法:吸取1∶4新鲜血0.5 mL,放在灭菌小试管中,再加入等量待检菌24 h 肉汤培养物,混匀后放入(36±1)℃孵箱中,同时以已知血浆凝固酶阳性和阴性菌肉汤培养物作对照,每30 s 观察一次,6 h 内出现凝块者为阳性。

(2) 乙型溶血性链球菌检测

① 增菌、分离:取样品1 mL,接种于5 mL 1%葡萄糖肉汤,(36±1)℃增菌24 h。取1白金耳增菌液在血平板上做画线分离,(36±1)℃培养24 h。

② 观察菌落特征:菌落形态为灰白色,半透明或不透明,针尖状突起,表面光滑,边缘整齐,周围有β溶血圈。

③ 镜检:挑取典型菌落做涂片染色镜检,镜下为革兰阳性、呈链状排列的球菌。

④ 生化反应:取可疑菌落做如下生化试验,如触酶阴性、链激酶试验阳性、对杆菌肽敏感者,即为乙型溶血性链球菌。

链激酶试验:吸取草酸钾血浆0.2 mL(0.02 g 草酸钾加5 mL 人血浆混匀,经离心沉淀,吸取上清液),加入0.8 mL 灭菌生理盐水混匀后再加入待检菌24 h 肉汤培养物0.5 mL

和 0.25% 氯化钙 0.25 mL,混匀,放入(36±1)℃水浴中,每 2 min观察一次(一般 10 min 内可凝固),待血浆凝固后继续观察并记录溶化的时间。如 2 h 内不溶化,移入孵箱观察 24 h 的结果,如全部溶化为阳性,24 h 仍不溶解者为阴性。

杆菌肽敏感试验:将被检菌浓菌液涂于血平板上,用灭菌镊子取每片含菌 0.04 单位杆菌肽纸片放在平板表面上。同时以已知阳性菌株作对照,于(36±1)℃培养 18~24 h,有抑菌带者为阳性。

(3)怀疑其他致病微生物污染时,按相关标准和方法进行相应微生物的检测。

(三)结果判定

物体表面菌落数符合表 2-1 的要求,并未检出致病菌为消毒合格。

(四)注意事项

1. 采样和检测过程应严格无菌操作。

2. 物体表面采用化学消毒剂消毒后进行采样时,采样液应使用与消毒剂有效成分相拮抗的中和剂。

二、空气消毒效果的监测

(一)采样方法

Ⅰ类环境可选择平板暴露法和空气采样器法,Ⅱ类和Ⅲ类环境采用平板暴露法

1. 布点方法

(1)Ⅰ类环境:在净化系统自净后投入使用前采样,参照 GB 50591《洁净室施工及验收规范》要求进行检测。空气采

样器法采样点为室内中央一点,房间若大于 10 m² 则增设一个采样点。平板沉降法布点数要求见表 3-1。

表 3-1　Ⅰ类环境平板沉降最少培养皿数

洁净度级别	所需培养皿数
高于 5 级	44
5 级	13
6 级	4
7 级	3
8 级	2
9 级	2

(2)Ⅱ类和Ⅲ类环境:在消毒后投入使用前采样。室内面积≤30 m²,设内、中、外对角线 3 点,内、外点布点部位距墙壁 1 m 处;室内面积>30 m²,设四角及中央 5 点,四角的布点部位距墙壁 1 m 处。

2. 采样方法

(1)平板沉降法:将普通营养琼脂平皿(直径为 9 cm)放在室内各采样点处,采样高度为距地面 0.8～1.5 m,采样时将平皿盖打开,扣放于平皿旁,Ⅰ类环境暴露 30 min,Ⅱ类环境暴露 15 min,Ⅲ类环境暴露 5 min。采样结束盖好平板立即送检。

(2)空气采样器法:可选择六级撞击式空气采样器或其他经验证的空气采样器,检测时将采样器置于室内中央 0.8～1.5 m 高度,按采样器使用说明书操作,采样量见表 3-2。

表 3-2　Ⅰ类环境浮游菌最小采样量

洁净度级别	最小采样量/L
5 级或高于 5 级	1 000
6 级	300
7 级	200
8 级	100
9 级	100

注:每次采样时间不应超过 30 min。

（二）检测方法

将采样后平板置(36±1)℃温箱培养 48 h,计数菌落。

（三）结果判定

平板沉降法按平均每皿的菌落数报告,采样器法按每立方米空气中菌落数报告,结果应符合表 2-1 的要求。

采样器法空气中菌落数（cfu/m³）计算:采样流量为 28.3 L/min时,

$$\frac{6 \text{ 块平板菌落总数}(cfu) \times 1\,000}{\text{采样时间}(min) \times 28.3(L/min)}$$

（四）注意事项

采样前,关好门窗,在无人走动的情况下静止 10 min 进行采样。

第二节　消毒灭菌效果监测

一、压力蒸汽灭菌效果监测方法

(一)化学监测法

1. 化学指示卡监测方法

将既能指示蒸汽温度又能指示温度持续时间的化学指示卡放入大包和难以消毒部位的物品包中央,经一个灭菌周期后,取出指示卡,根据其颜色及性状的改变判断是否达到灭菌条件。

2. 对预真空和脉动真空压力蒸汽灭菌

每日进行一次 B-D 试验。B-D 试验测试合格后灭菌器方可使用。

3. 结果判定

检测时,所放置的指示卡的性状或颜色均变至合格要求,判为灭菌合格;若其中之一未达到规定的条件,则灭菌过程不合格。

4. 注意事项

监测所用化学指示物须经备案并提供卫生安全评价报告,在有效期内使用。

(二)生物监测法

1. 指示菌株

指示菌株为嗜热脂肪杆菌芽孢(ATCC 7953 或 SSIK 31 株),菌片含菌量为 $5.0 \times 10^5 \sim 5.0 \times 10^6$ cfu/片,在 (121 ± 0.5)℃ 条件下,D 值为 $1.3 \sim 1.9$ min,杀灭时间(KT 值)≤

19 min,存活时间(ST 值)为≥3.9 min。

2．培养基

试验用培养基为溴甲酚紫葡萄糖蛋白胨水培养基。

3．检测方法

将嗜热脂肪杆菌芽孢菌片制成标准生物测试包或生物挑战包(PCD),或使用一次性标准生物测试包。

标准测试包由 16 条 41 cm×66 cm 全棉手术巾制成。制作方法:将每条手术巾长边先折成三层,短边折成两层,然后叠放,制成 23 cm×23 cm×15 cm 大小的测试包。嗜热脂肪杆菌芽孢菌片或自含式菌管置于测试包中心位置。

小型压力蒸汽灭菌器,灭菌无包装裸露物品时,将生物指示物装入压力蒸汽灭菌专用纸塑包装袋中,即为生物测试包。灭菌有包装物品时,选取该灭菌程序下常规处理物品包中最难灭菌的物品包,将生物指示物放入包中心,即为生物测试包。

将生物测试包放置于灭菌器排气口或生产厂家建议的灭菌器最难灭菌的部位,经一个灭菌周期后,在无菌条件下,取出标准试验包中的指示菌片,投入溴甲酚紫葡萄糖蛋白胨水培养基中,经(56±1)℃培养 7d(自含式生物指示物按说明书执行),观察培养基颜色变化。检测时设阴性对照和阳性对照。

4．结果判定

每个指示菌片接种的溴甲酚紫蛋白胨水培养基都不变色,判定为灭菌合格;指示菌片之一接种的溴甲酚紫蛋白胨水培养基由紫色变为黄色时,则灭菌过程不合格。

5. 注意事项

监测所用生物指示物须经备案并提供卫生安全评价报告,在有效期内使用。

二、干热灭菌效果监测方法

(一)化学检测法

1. 检测方法

每一个灭菌包外应使用包外化学指示物,每一个灭菌包内应使用包内化学指示物,并置于最难灭菌的部位。对于未打包的物品使用一个或多个包内化学指示物,放在待灭菌物品附近进行监测。经一个灭菌周期后,取出化学指示剂,据其颜色及性状的改变判断是否达到灭菌要求。

2. 结果判定

检测时,所放置的指示物颜色及性状均变至规定要求,则判为灭菌合格;若其中之一未达到规定要求,则判为灭菌不合格。

3. 注意事项

监测所用化学指示物须经备案并提供卫生安全评价报告,在有效期内使用。

(二)物理检测法

1. 检测方法

检测时,将多点温度检测仪的多个探头分别放于灭菌器各层内、中、外各点。关好柜门,将导线引出,由记录仪中观察温度上升与持续时间。

2. 结果判定

若所示温度(曲线)达到预置温度,则物理监测合格。

（三）生物检测法

1. 指示菌株

枯草杆菌黑色变种芽孢（ATCC 9372），菌片含菌量为 $5.0 \times 10^5 \sim 5.0 \times 10^6$ cfu/片。其抗力应符合以下条件：在温度 $(160 \pm 2)℃$ 时，其 D 值为 $1.3 \sim 1.9$ min，存活时间 $\geqslant 3.9$ min，死亡时间 $\leqslant 19$ min。

2. 检测方法

将枯草杆菌芽孢菌片分别装入灭菌中试管内（1 片/管）。灭菌器与每层门把手对角线内、外角处放置两个含菌片的试管，试管帽置于试管旁，关好柜门，经一个灭菌周期后，待温度降至 80℃ 时，加盖试管帽后取出试管。在无菌条件下，加入普通营养肉汤培养基（5 mL/管），以 $(36 \pm 1)℃$ 培养 48 h，观察初步结果，无菌生长管继续培养至第七日。

3. 结果判定

若每个指示菌片接种的肉汤管均澄清，判为灭菌合格。若指示菌片之一接种的肉汤管浑浊，判为不合格。对难以判定的肉汤管，取 0.1 mL 接种于营养琼脂平板，用灭菌 L 棒涂匀，放 $(36 \pm 1)℃$ 培养 48 h，观察菌落形态，并做涂片染色镜检，判断是否有指示菌生长。若有指示菌生长，判为灭菌不合格；若无指示菌生长，判为灭菌合格。

4. 注意事项

监测所用生物指示物须经备案并提供卫生安全评价报告，在有效期内使用。

三、医疗器械灭菌效果的监测

（一）采样时间

在灭菌处理后存放有效期内采样。

（二）无菌检验

无菌检验是指检查经灭菌的医疗用品、无菌器械是否无菌的一种方法。

无菌检验应在洁净度为 100 级单向流空气区域内进行，应严格遵守无菌操作，避免微生物污染。对单向流空气区域及工作台面，必须进行洁净度验证。

1. 无菌检验前准备

（1）洗脱液与培养基无菌性试验：无菌试验前 3 天，于需-厌氧培养基与霉菌培养基内各接种 1 mL 洗脱液，分别置 30～35℃与 20～25℃培养 72 h，应无菌生长。

（2）阳性对照管菌液制备：

① 在试验前一天取金黄色葡萄球菌［CMCC（B）26003］的普通琼脂斜面新鲜培养物，接种 1 环至需-厌氧培养基内，在 30～35℃培养 18～24 h 后，试验时用 0.9％无菌氯化钠溶液稀释至 10～100 cfu/mL。

② 取白色念珠菌［CMCC（F）98001］沙氏琼脂培养基斜面新鲜培养物 1 接种环种于相同培养基内，于 20～25℃培养 24 h 后，试验时用 0.9％无菌氯化钠溶液稀释至 10～100 cfu/mL。

2. 无菌检验操作

（1）小件医疗器械直接取 6 件分别浸入 6 管需-厌氧培养管（其中一管作阳性对照）与 4 管霉菌培养管（其中一管作

阳性对照)。培养基用量为 15 mL/管。

(2) 注射器取 5 只分别用 5 mL 洗脱液反复抽吸 5 次,洗下管内细菌,混合后接种需-厌氧菌培养管(共 6 管,其中一管作阳性对照)与 4 管霉菌培养管(其中一管作阳性对照)。接种量:1 mL 注射器为 0.5 mL,2 mL 注射器为 1 mL,5～10 mL 注射器为 2 mL,20～50 mL 注射器为 5 mL。培养基用量:接种量为 2 mL 以下为 15 mL/管,接种量 5 mL 为 40 mL/管。

(3) 大件医疗器械取 2 件,用沾有无菌洗脱液的棉拭子反复涂抹采样,将棉拭子投入 10 mL 无菌洗脱液中,将采样液混匀,接种于 6 管需-厌氧培养管(其中一管作阳性对照)与 4 管霉菌培养基(其中一管作阳性对照)。接种量为 1 mL/管,培养基用量为 15 mL/管。

(4) 阳性对照和阴性对照组设置:在待检样品的需-厌氧培养管阳性对照管中,接种预先准备的 10～100 cfu/mL 金黄色葡萄球菌阳性对照菌液 1 mL,霉菌培养管接种 10～100 cfu/mL白色念珠菌阳性对照菌液 1 mL。空白需-厌氧培养基与霉菌培养基作为阴性对照。

(5) 培养:将需-厌氧培养管以及阳性与阴性对照管均于 30～35℃培养 5 天,霉菌培养管与阴性对照管于 20～25℃培养 7 天,培养期间逐日检查是否有菌生长,如加入供试品后培养基出现浑浊或沉淀,经培养后不能从外观上判断时,可取培养液转种入另一支相同的培养基中或斜面培养基上,培养 48～72 h 后,观察是否再现浑浊或在斜面上有无菌落生长,并在转种的同时,取培养液少量,涂片染色,用显微镜观察是否有菌生长。

3. 结果判定

阳性对照在 24 h 内应有菌生长,阴性对照在培养期间应无菌生长,如需-厌氧菌及霉菌培养管内均为澄清或虽显浑浊但经证明并非有菌生长,判为灭菌合格;如需-厌氧菌及霉菌培养管中任何一管显浑浊并证实有菌生长,应重新取样,分别同法复试 2 次,除阳性对照外,其他各管均不得有菌生长,否则判为灭菌不合格。

4. 注意事项

检测过程应严格无菌操作。

第三节　手卫生效果监测

一、采样方法

被检人五指并拢,用浸有含相应中和剂的无菌洗脱液的棉拭子在双手指屈面从指根到指端往返涂擦 2 次(一只手涂擦面积约 30cm^2),并随之转动采样棉拭子,弃去操作者手接触部位,将棉拭子投入 5～10 mL 含相应中和剂的无菌洗脱液试管内,立即送检。

二、检测方法

(一)细菌总数检测

将采样管在混匀器上振荡 20 s,用无菌吸管吸取 1.0 mL 待检样品接种于灭菌平皿,每一样本接种 2 个平皿,内加入已溶化的 45～48℃的营养琼脂 15～18 mL,边倾注边摇匀,待琼脂凝固,置(36±1)℃恒温箱培养 48 h,计数菌落数。

采样结果计算方法：

$$细菌总数(cfu/cm^2) = \frac{平板上菌落数 \times 稀释倍数}{采样面积(cm^2)}$$

（二）致病菌检测

参照本章第一节。

（三）结果判定

细菌总数 ≤ 10 cfu/cm² 并未检出致病菌，为消毒合格。

（四）注意事项

1. 采样和检测过程应严格无菌操作。

2. 采用化学消毒剂消毒后进行采样时采样液应使用与消毒剂有效成分相拮抗的中和剂。

第四节 紫外线强度监测

一、监测方法

（一）紫外线辐照计测定法

开启紫外线灯 5 min 后，将测定波长为 253.7 nm 的紫外线辐照计探头置于被检紫外线灯下垂直距离 1 m 的中央处。特殊紫外线灯在推荐使用的距离处测定，待仪表稳定后，所示数据即为该紫外线灯的辐照度值。

（二）紫外线强度照射指示卡监测法

开启紫外线灯 5 min 后，将指示卡置于紫外灯下垂直距离 1 m 处，有图案一面朝上，照射 1 min。紫外线照射后，观察指示卡色块的颜色，将其与标准色块比较，读出照射强度。

二、结果判定

普通 30 W 直管型紫外线灯,新灯管的辐照强度应符合 GB 19258 要求;使用中紫外线灯辐照强度≥70 $\mu W/cm^2$ 为合格;30 W 高强度紫外线新灯的辐照强度≥180 $\mu W/cm^2$ 为合格。

三、注意事项

1. 紫外线辐照计应在计量部门检定的有效期内使用。
2. 使用时注意防护。
3. 紫外线强度辐射指示卡需经过消毒产品卫生安全评价报告备案。

第五节　污水监测

一、余氯量(使用含氯消毒剂时检测)

一般采用比色计(邻联甲苯胺比色法)。在含 5 mL 样品的比色管内滴加邻联甲苯胺溶液 2～3 滴,混匀,置暗处 15 min,与永久性余氯标准比色溶液比色测定。检测温度应控制在 15～20℃。余氯过高会产生橘黄色,碱度过高或余氯很低时可能会产生淡蓝绿色或淡蓝色,应多加 1 mL 1：2 的盐酸或 1 mL 邻联甲苯胺溶液,即可产生正常的淡黄色进行比色测定。

二、粪大肠菌群

（一）采样

污水样品应至少取 200 mL，使用前应充分混匀。根据预计的污水样品中粪大肠菌群数确定污水样品接种量。粪大肠菌群数量相对较少的接种量一般为 10 mL、1 mL、0.1 mL。粪大肠菌群数较多时接种量为 1 mL、0.1 mL、0.01 mL 或 0.1 mL、0.01 mL、0.001 mL 等。接种量少于 1 mL 时，水样应制成稀释样品后供发酵试验使用。接种量为 0.1 mL、0.01 mL 时，取稀释比分别为 1∶10、1∶100。其他接种量的稀释比依此类推。1∶10 稀释样品的制作方法为：吸取 1 mL 水样，注入盛有 9 mL 灭菌水的试管中，混匀，制成 1∶10 稀释样品。因此，取 1 mL 1∶10 稀释样品，等于取 0.1 mL 污水样品。其他稀释比的稀释样品同法制作。若样品为经过氯消毒的污水，应在采样后立即用 5％硫代硫酸钠溶液充分中和余氯。

（二）发酵实验

将样品接种于装有乳糖胆盐培养液的试管（内有小导管）中，44℃培养 24 h。样品接种体积以及管内乳糖胆盐培养液的浓度与体积根据以下条件确定：样品为污水时，取三个接种量，每个接种量的样品分别接种于 5 个试管内，共需 15 个试管。试管内乳糖胆盐培养液的浓度与体积应根据接种量确定。若接种量为 10 mL，吸取 10 mL 样品接种于装有 5 mL 三倍浓度乳糖胆盐培养液的试管内；若接种量为 1 mL 时，吸取 1 mL 样品接种于装有 10 mL 普通浓度乳糖胆盐培养液的试管内;若接种量少于 1 mL 时,吸取 1 mL 稀释样品接种于装有 10 mL 普通浓度乳糖胆盐培养液的试管内。

（三）平板分离

大肠杆菌分解乳糖产酸时培养液变色、产气时小导管内出现气泡。经 24 h 培养后,将产酸的试管内培养液分别画线接种于 EMB 培养基上。置于(36±1)℃培养箱中,培养18～24 h。

（四）鉴定

挑选可疑粪大肠菌群菌落,进行革兰氏染色和镜检。可疑菌落有:(1)深紫黑色,具有金属光泽的菌落;(2)紫黑色,不带或略带金属光泽的菌落;(3)淡紫红色,中心色较深的菌落。上述涂片镜检的菌落如为革兰阴性无芽孢杆菌,则挑取上述典型菌落 1～3 个接种于盛有 5 mL 乳糖蛋白胨培养液导管和导管的试管内,置于 44℃培养箱中培养 24 h。产酸产气试管为粪大肠菌群阳性管。

（五）计数

根据证实有粪大肠菌群存在的阳性管数,查表 3-1 可得 100 mL 污水中粪大肠菌群 MPN 值。由于表 3-1 是按一定的三个 10 倍浓度差接种量设计的(污水接种量为 10 mL、1 mL 和 0.1 mL),当采用其他三个 10 倍浓度差接种量时,需要修正表内 MPN 值。具体方法如下:表内所列污水最大接种量增加 10 倍时表内 MPN 值相应降低为原来的 1/10;污水最大接种量减少为原来的 1/10 时表内 MPN 值相应增加 10 倍。如污水接种量改为 1 mL、0.1 mL 和 0.01 mL 时,表内 MPN 值相应增加 10 倍。其他的三个 10 倍浓度差接种量的 MPN 值相应类推。由于表 3-1 内 MPN 值的单位为每 100 mL 污水样品中 MPN 值,而污水以 1 L 为报告单位,因此需将查表得到的 MPN 值乘上 10,换算成 1 L 污水样品中的 MPN 值。

1. 余氯

采用含氯消毒剂消毒的排放标准:消毒接触池接触时间 ≥1 h,接触池出口总余氯 3～10 mg/L。预处理标准:消毒接触池接触时间≥1 h,接触池出口总余氯 2～8 mg/L。若直接排入地表水体和海域,应进行脱氯处理,使总余氯小于 0.5 mg/L。

2. 粪大肠菌群数

排放标准为 500 MPN/L,预处理标准为 5 000 MPN/L。污水中粪大肠菌群最可能数检索表见表 3-3。

表 3-3　污水中粪大肠菌群最可能数(MPN)检索表

(污水样品接种量为 5 份 10 mL 水样、5 份 1 mL 水样、5 份 0.1 mL 水样)

阳性管数			每 100 mL 水样中 MPN	阳性管数			每 100 mL 水样中 MPN	阳性管数			每 100 mL 水样中 MPN
接种 100 mL 水样	接种 10 mL 水样	接种 0.1 mL 水样		接种 100 mL 水样	接种 10 mL 水样	接种 0.1 mL 水样		接种 100 mL 水样	接种 10 mL 水样	接种 0.1 mL 水样	
0	0	0	0	2	0	0	5	4	0	0	13
0	0	1	2	2	0	1	7	4	0	1	17
0	0	2	4	2	0	2	9	4	0	2	21
0	0	3	5	2	0	3	12	4	0	3	25
0	0	4	7	2	0	4	14	4	0	4	30
0	0	5	9	2	0	5	16	4	0	5	36
0	1	0	2	2	1	0	7	4	1	0	17
0	1	1	4	2	1	1	9	4	1	1	21
0	1	2	6	2	1	2	12	4	1	2	26

续表

阳性管数			每100 mL水样中MPN	阳性管数			每100 mL水样中MPN	阳性管数			每100 mL水样中MPN
接种100 mL水样	接种10 mL水样	接种0.1 mL水样		接种100 mL水样	接种10 mL水样	接种0.1 mL水样		接种100 mL水样	接种10 mL水样	接种0.1 mL水样	
0	1	3	7	2	1	3	14	1	1	3	31
0	1	4	9	2	1	4	17	4	1	4	36
0	1	5	11	2	1	5	19	4	1	5	42
0	2	0	4	2	2	0	9	4	2	0	22
0	2	1	6	2	2	1	12	4	2	1	26
0	2	2	7	2	2	2	14	4	2	2	32
0	2	3	9	2	2	3	17	4	2	3	38
0	2	4	11	2	2	4	19	4	2	4	44
0	2	5	13	2	2	5	22	4	2	5	50
0	3	0	6	2	3	0	12	4	3	0	27
0	3	1	7	2	3	1	14	4	3	1	33
0	3	2	9	2	3	2	17	4	3	2	39
0	3	3	11	2	3	3	19	4	3	3	45
0	3	4	13	2	3	4	22	4	3	4	52
0	3	5	15	2	3	5	25	4	3	5	59
0	4	0	8	2	4	0	15	4	4	0	34
0	4	1	9	2	4	1	17	4	4	1	40
0	4	2	11	2	4	2	20	4	4	2	47
0	4	3	13	2	4	3	23	4	4	3	54
0	4	4	15	2	4	4	25	4	4	4	62
0	4	5	17	2	4	5	28	4	4	5	69
0	5	0	9	2	5	0	17	4	5	0	41
0	5	1	11	2	5	1	20	4	5	1	48
0	5	2	13	2	5	2	23	4	5	2	56
0	5	3	15	2	5	3	26	4	5	3	64

阳性管数			每	阳性管数			每	阳性管数			每
接种 100 mL 水样	接种 10 mL 水样	接种 0.1 mL 水样	100 mL 水样中 MPN	接种 100 mL 水样	接种 10 mL 水样	接种 0.1 mL 水样	100 mL 水样中 MPN	接种 100 mL 水样	接种 10 mL 水样	接种 0.1 mL 水样	100 mL 水样中 MPN
0	5	4	17	2	5	4	29	4	5	4	72
0	5	5	19	2	5	5	32	4	5	5	81
1	0	0	2	3	0	0	8	5	0	0	23
1	0	1	4	3	0	1	11	5	0	1	31
1	0	2	6	3	0	2	13	5	0	2	43
1	0	3	8	3	0	3	16	5	0	3	58
1	0	4	10	3	0	4	20	5	0	4	76
1	0	5	12	3	0	5	23	5	0	5	95
1	1	0	4	3	1	0	11	5	1	0	33
1	1	1	6	3	1	1	14	5	1	1	46
1	1	2	8	3	1	2	17	5	1	2	63
1	1	3	10	3	1	3	20	5	1	3	84
1	1	4	12	3	1	4	23	5	1	4	110
1	1	5	14	3	1	5	27	5	1	5	130
1	2	0	6	3	2	0	14	5	2	0	49
1	2	1	8	3	2	1	17	5	2	1	70
1	2	2	10	3	2	2	20	5	2	2	94
1	2	3	12	3	2	3	24	5	2	3	120
1	2	4	15	3	2	4	27	5	2	4	150
1	2	5	17	3	2	5	31	5	2	5	180
1	3	0	8	3	3	0	17	5	3	0	79
1	3	1	10	3	3	1	21	5	3	1	110
1	3	2	12	3	3	2	24	5	3	2	140
1	3	3	15	3	3	3	28	5	3	3	180
1	3	4	17	3	3	4	32	5	3	4	210

续表

阳性管数			每100 mL水样中MPN	阳性管数			每100 mL水样中MPN	阳性管数			每100 mL水样中MPN
接种100 mL水样	接种10 mL水样	接种0.1 mL水样		接种100 mL水样	接种10 mL水样	接种0.1 mL水样		接种100 mL水样	接种10 mL水样	接种0.1 mL水样	
1	3	5	19	3	3	5	36	5	3	5	250
1	4	0	11	3	4	0	21	5	4	0	130
1	4	1	13	3	4	1	24	5	4	1	170
1	4	2	15	3	4	2	28	5	4	2	220
1	4	3	17	3	4	3	32	5	4	3	280
1	4	4	19	3	4	4	36	5	4	4	350
1	4	5	22	3	4	5	40	5	4	5	430
1	5	0	13	3	5	0	25	5	5	0	240
1	5	1	15	3	5	1	29	5	5	1	350
1	5	2	17	3	5	2	32	5	5	2	540
1	5	3	19	3	5	3	37	5	5	3	920
1	5	4	22	3	5	4	41	5	5	4	1 600
1	5	5	24	3	5	5	45	5	5	5	>1 600

参考文献

1. 中华人民共和国国家质量监督检验检疫总局,中国国家标准化管理委员会.医院消毒卫生标准:GB 15982—2012[S],2012.

2. 中华人民共和国国家质量监督检验检疫总局,中国国家标准化管理委员会.血液运输要求:WS/T 400—2012[S],2012.

3. 中华人民共和国国家卫生和计划生育委员会.献血场所配置要求:WS/T 401—2012[S],2012.

4. 国家环境保护总局. 医疗机构水污染物排放标准：GB 18466—2005[S],2005.

5. 中华人民共和国卫生部. 医院消毒供应中心：WS 310.3—2009[S],2009.

6. 中华人民共和国卫生部. 医疗机构消毒技术规范：WS/T 367—2012[S],2012.

7. 中华人民共和国卫生部. 消毒技术规范[Z],2002.

8. 中华人民共和国卫生部. 医务人员手卫生规范：WS/T 313—2009[S],2009.

9. 中华人民共和国国家质量监督检验检疫总局,中国国家标准化管理委员会. 医院消毒卫生标准：GB 15982—2012[S],2012.

10. 中华人民共和国国家质量监督检验检疫总局,中国国家标准化管理委员会. 紫外线杀菌灯：GB 19258—2012[S],2012.

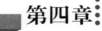

第四章 血站感染管理相关职责和制度

第一节 感染管理职责

一、血站感染管理委员会(小组)职责

1. 根据《中华人民共和国传染病防治法》《消毒管理办法》《医院感染管理办法》《消毒技术规范》以及相关的政策、标准制定血站预防和控制感染的规章制度,并监督实施。

2. 根据《血站基本标准》《血站管理办法》《血站质量管理规范》《血站实验室质量管理规范》等有关卫生学要求,对血站的建筑设计、重点科室建设的基本标准、基本设施和工作流程进行审查并提出意见。

3. 研究并确定血站的感染管理重点部门、重点环节、重点流程、危险因素以及采取的干预措施,明确各有关部门、人员在预防和控制血站感染工作中的责任。

4. 对血站感染管理工作计划进行审核,对其工作成效进行评估。

5. 建立会议制度,定期召开会议研究、协调和解决有关血站感染管理方面的重大问题,遇有紧急问题时随时召开会议。

6. 开展血站感染管理研究,提高血站感染管理的质量,加强技术指导,并监督改进措施的实施。

7. 建立有效的血站感染监测控制系统,充分利用各种信息资源为血站感染控制提供科学依据。

二、血站安全卫生负责人职责

1. 在站长领导下,对本单位的安全卫生工作负全面领导责任。

2. 负责组织制定并实施安全与卫生管理文件,配备充足与有效的安全与卫生设施。

3. 负责组织对员工进行安全与卫生培训,不断增强员工的安全与卫生意识。

4. 定期组织安全与卫生检查,确保人员、环境和设备的安全。

5. 定期进行模拟有关突发事件的演练,确保安全与卫生应急预案有效。

6. 建立员工健康档案,定期组织健康检查,落实国家有关工作人员的劳动保护政策。

三、血站感染管理责任部门职责

1. 主要负责血站感染管理的日常事务工作。

2. 血站感染管理责任部门专职人员应具备本专业的执业资格,并需要参加监督管理部门组织的专业培训,培训合格后方能上岗。

3. 根据国家和省卫生行政部门有关感染管理的法律、法规及部门规章,拟订血站感染管理质量控制和持续改进方案、工作计划,组织制定感染管理规章制度,经血站感染管理委员会(小组)批准后,具体组织实施、监督和效果评价。

4. 协助其他科室搞好对血站职工有关感染相关法律法规、感染管理相关工作规范和标准、专业技术知识的培训。

5. 对血站感染及其相关危险因素进行监测、分析和反馈,针对问题提出控制措施并指导实施。

6. 对血站各部门的清洁、消毒灭菌与隔离、无菌操作技术、医疗废物管理等工作提供指导。

7. 对血站职工的职业卫生安全防护工作提供指导。

8. 对消毒药械和一次性使用采血器械、器具的相关证明进行审核,对其储存、使用和用后处理进行监督管理。

四、感染管理责任部门专职工作人员职责

1. 组织血站职工参加感染相关法律法规、感染管理相关工作规范和标准、专业技术知识的培训。

2. 监督、指导血站职工严格执行无菌技术操作规程、一次性使用无菌医疗用品的管理等有关血站感染管理的制度。

3. 输血感染发生时,统筹协调组织相关科室、部门开展感染调查与控制工作,并及时根据需要进行人力资源调配,组织人员善后处理。

五、血液采集、制备、供应部门的感染管理职责

1. 协助业务科组织部门职工参加感染相关法律法规、感染管理相关工作规范和标准、专业技术知识的培训。

2. 监督、指导部门职工严格执行无菌技术操作、消毒、灭菌与隔离、一次性使用无菌医疗用品的管理以及医疗废物的

分类收集等有关感染管理的规章制度。

3. 输血感染发生时,根据需要进行人力资源的调配。

六、检验科的感染管理职责

1. 制定正确的采、收、集、运送和处理标本的准则,并指导应用于血液采集工作。

2. 及时处理送检标本,严格质量控制。

3. 严格按照消毒隔离制度,认真确保实验室操作的准确性和安全性。

4. 输血感染发生时,承担相关的检测工作。

七、后勤保障部门的感染管理职责

1. 按照国家和血站的相关规定,负责血站医疗废物的收集、转运和与医疗废物集中处置单位交接工作。

2. 按照国家医院污水排放标准,负责血站污水的处理、排放工作。

3. 加强对洗衣房工作的监督管理,严格遵守血站感染管理的相关规定,严防造成交叉感染。

4. 做好后勤人员的职业防护工作的监督管理,避免造成职业伤害。

八、各科室负责人感染管理职责

1. 认真落实感染管理有关规章制度、标准。根据本科室特点,制定具体管理细则、操作规程并组织实施。

2. 督促检查本科室工作人员执行和落实无菌操作技术和消毒隔离制度。

3．组织本科室感染预防控制知识和技术的培训。

九、血站工作人员感染管理职责

1．严格执行消毒、灭菌、隔离、无菌操作（包括洗手）技术和规程等血站感染管理的各项规章制度。

2．积极参加血站组织的感染相关法律法规、相关工作规范和标准、专业技术知识的培训。

3．掌握自我防护知识，正确进行各项技术操作，预防锐器伤。

4．严格执行血站医疗废物分类收集制度，减少污染及损伤。

第二节　感染管理相关制度

一、血站感染管理委员会（小组）工作制度

1．血站感染管理委员会（小组）在委员会主任（或组长）领导下开展工作，履行血站感染管理委员会（小组）职责。

2．血站感染管理委员会（小组）定期召开会议，由（血站）感染委员会主任或副主任（或组长）主持，全体委员参加，研究、协调和解决血站感染管理工作方面的重大事项，遇重大感染或紧急问题随时召开会议，讨论处理措施及应急预案。

3．血站感染管理委员会（小组）会议由秘书负责召集、准备资料、会议记录、整理资料和存档。

4．委员会（小组）决议和决定报站长同意后生效。

5．血站感染管理委员会（小组）常设机构在血站质量管理科，负责执行委员会议定事项，承办委员会日常工作。

二、血站感染管理责任部门工作制度

1. 在站长及血站感染管理委员会的领导下,开展血站感染管理的各项工作。

2. 加强感染管理知识学习,不断提高自身业务素质和管理水平。

3. 负责拟订血站感染管理工作计划和血站感染管理相关工作制度,提交血站感染管理委员会审定后,组织实施,督促执行。

4. 开展血站感染目标性监测,每月对重点部门、重点人群、使用消毒剂进行环境、卫生学监测,每半年对全站紫外线灯管强度进行一次监测。

5. 定期对全站感染管理进行一次综合质量考核,其结果与科室绩效考核挂钩。

6. 经常深入科室了解情况,协调科室间血站感染管理各项工作,发现问题及时解决。

7. 发生输血感染时,及时向站长、业务副站长以及相关卫生行政部门请示报告,并组织人员进行现场采样和流调,分析原因,迅速采取切实可行的控制措施。

8. 对购入消毒药械、一次性使用无菌医疗卫生用品的准入、储存、使用及使用后的处理进行监督。

9. 认真落实血站感染的教育培训计划,不断强化血站人员的感染管理观念,提高感染防控水平。

10. 做好血站废物管理工作,定期对全站各科室医疗废物分类、收集、运送、暂存情况进行监督、检查、指导。

11. 定期(每月或每季度)将血站感染信息反馈到科室,

对各科室消毒隔离工作提出指导性意见。

三、血站感染管理监督员制度

1. 血站感染管理监督员在血站感染管理责任部门的领导下负责监督本科室感染管理工作。

2. 血站感染管理监督员应认真履行职责,完成科内的感染管理工作计划,并及时做好总结。

3. 血站感染管理监督员至少定期组织科内人员进行血站感染知识培训。每年对科室新进职工进行职业暴露、感染预防控制知识和技术的培训。

4. 定期进行血站感染管理质量讨论分析活动,针对消毒灭菌效果监测结果、手卫生执行率、职业暴露以及上级检查反馈等情况,查找原因,提出整改措施,并持续改进。

5. 发现血站感染管理问题,及时向感染管理责任部门汇报。

6. 认真做好科室感染管理工作记录,并妥善保管相应资料 3 年。

四、血站感染管理制度

1. 血站要认真贯彻执行《中华人民共和国传染病防治法》《中华人民共和国传染病防治法实施细则》及《消毒管理办法》《江苏省血站感染管理规范(试行)》的有关规定,血站感染管理是站长重要的职责,是血站质量与安全管理工作的重要组成部分。血站成立感染控制委员会(或小组),全面领导血站感染管理工作。

2. 建立健全覆盖全血站的感染监控网。

3. 感染管理责任部门应深入血液采集、成分制备与成分血采集、供血、检验等部门，做空气、物体表面、工作人员手的微生物监测，督促检查预防站内感染工作。

4. 血站要制定和实施血站感染管理与监控方案、对策、措施、效果评价和登记报告制度，定期或不定期进行核查。

5. 建立血站感染管理在职教育制度，定期对血站职工进行预防感染的宣传与教育。

6. 规范消毒、灭菌、隔离与医疗废物管理工作，严格执行无菌技术操作、消毒隔离工作制度，加强血液采集、成分制备与供血、检验和消毒供应等重点部门的感染管理与监测工作。

7. 应当按照《医疗废物管理条例》《医疗卫生机构医疗废物管理办法》的规定对医疗废物进行有效管理，并有医疗废物流失、泄漏、扩散和意外事故的应急方案。

五、血站感染监测管理制度

1. 血站质量管理科协助感染管理责任部门每月对血液采集、成分制备与供血、检验和消毒供应等重点部门开展空气、物体表面、工作人员手的微生物监测，为血站感染控制提供科学依据。

2. 血站感染管理责任部门对监测资料进行汇总、分析，向站长、血站感染管理委员会(或小组)汇报。

3. 对监测资料进行评估，开展血站感染的漏报调查。

六、血站感染控制质量督查与考评制度

(一)站级质量控制检查

由职能部门组织对各科室进行感染控制质量检查，重点

检查感染管理方面卫生法律法规、规章制度和规范执行情况、消毒隔离隐患整改情况等,督促感染管理工作。

（二）感染管理责任部门督查

感染管理责任部门根据血站感染管理计划及相关制度,制定切实可行的质量标准、检查方法、扣分细则等,定期对各科室进行全方位的感染管理考核,组织感染管理监督员会议,提出问题,落实改进措施,不断提高感染管理质量。感染管理责任部门根据计划确定检查内容,确立检查重点,对感染管理质量进行监督检查、考核、评价,当面指出存在问题及不足之处、建议改进措施等。相关科室应及时分析原因,提出整改措施。

（三）科室感染管理监督员检查

各科室感染管理监督员应定期对本科室感染管理质量工作进行自查,及时纠正问题,现场反馈或利用科务会等形式反馈感染管理检查中存在的问题、改进措施等。

七、一次性使用无菌医疗用品管理制度

1. 建立一次性使用无菌医疗用品采购、验收制度。一次性使用无菌医疗用品必须统一集中采购,并做好记录,使用科室不得自行购入。

2. 一次性使用无菌医疗用品,必须是从取得省级以上药品监督管理部门颁发的《医疗器械生产企业许可证》《医疗器械产品注册证》和卫生行政部门颁发卫生许可批件的生产企业或取得《医疗器械经营企业许可证》的经营企业购进的合格产品。进口的一次性无菌医疗用品应具有国务院药品监

督管理部门颁发的《医疗器械产品注册证》。

3. 对购进的一次性使用无菌医疗用品,必须进行质量验收,订货合同、发货地点及货款汇寄账号应与生产企业/经营企业相一致,查验产品的检验合格证、生产日期、消毒或灭菌日期及产品标识和失效期等。进口的一次性无菌医疗用品应有灭菌日期和失效期等中文标识。

4. 保管部门专人负责建立登记账册,记录每次订货与到货的时间、生产厂家、供货单位、产品名称、数量、规格、单价、产品批号、消毒或灭菌日期、失效期、出厂日期、卫生许可证号、供需双方经办人姓名等。

5. 物品应按规定要求分类贮存,并挂牌标识,放置于阴凉干燥、通风良好的物架上,距地面≥20 cm,距墙壁≥5 cm,距天花板≥50 cm;不得将包装破损、失效、霉变的产品发放至使用科室。

6. 科室使用前应检查小包装有无破损、失效,产品有无不洁净等,不得重复使用。

7. 使用时若发生热原反应、感染或其他异常情况时,必须及时留取样本送检,按规定详细记录,报告质量管理科、采购部门。

8. 发现不合格产品或质量可疑产品时,应立即停止使用,并及时报告质量管理科,不得自行作退、换货处理。

9. 一次性无菌医疗用品使用后,按感染性医疗废物处理,禁止重复使用和回流市场。

10. 感染管理责任部门必须履行对一次性使用无菌医疗用品的采购、管理和使用后处理的监督检查职责。

八、血站工作人员职业防护制度

(一)防护原则

1. 血站工作人员上岗着装符合要求,根据需要使用防护用品(工作帽、工作服,必要时使用口罩、手套、隔离衣、专用防护鞋、防护镜、防护面罩),完成操作或离开工作区域时摘脱。严禁工作人员穿工作服进入食堂、血站公共会议室和血站外环境。防护用品应当符合国家相关标准。

2. 血站工作人员在血液采集、成分制备、检验及血液发放过程中认真执行手卫生,做好基本防护。

3. 在血液初筛、采集操作过程中,要保证充足的光线,特别注意防止被针头刺伤或划伤,严格禁止针头回套操作,以防刺伤。

4. 进行消毒工作时工作人员应采取防护措施,防止因消毒操作不当可能造成的人身伤害。

5. 从事医疗废物收集、运送、储存、处置等工作人员和管理人员,配备必需的防护用品,操作中戴口罩、帽子和胶皮手套,穿工作服,操作后和下班前要注意洗手消毒。

6. 血站工作人员应定期进行健康检查,必要时进行免疫接种,防止其健康受到损害。

(二)各岗位防护要求

1. 体检人员:穿工作服。

2. 初筛人员:穿工作服,戴工作帽、一次性手套(或每次洗手/手消毒)。

3. 采血人员:穿工作服,戴工作帽、口罩、一次性手套(或每次洗手/手消毒)。

4.成分制备岗位：

① 封闭式成分制备人员：穿工作服,戴工作帽、手套；

② 开放式成分制备人员：穿无菌服,戴口罩、帽子、手套,穿工作鞋。

5.检验岗位：

① 检验人员：穿工作服,戴工作帽、工作鞋、一次性手套(或每次洗手/手消毒),必要时戴防护眼镜；

② 清洗人员：穿工作服,戴工作帽,穿防水围裙,戴袖套,穿胶鞋,必要时戴防护眼镜。

质控实验室、血型参比实验室、血液研究室参照检验科要求执行。

6.医疗废物收集处理人员：穿工作服,戴工作帽,穿防水围裙,戴袖套、防护手套,穿胶鞋,必要时戴防护眼镜。

第三节　感染培训教育制度

1.血站感染管理责任部门制订血站工作人员的感染管理年度培训计划,并按培训计划,采取多种形式对全站职工进行感染政策法规、手卫生、消毒隔离、医疗废物处理和职业防护等相关知识与技能的培训和考核。

2.对新进人员进行岗前血站感染培训与考核,培训时间不少于3学时。对工勤人员进行基础卫生学、医疗废物管理和消毒隔离知识培训,每年至少1次。

3.血站感染管理专职人员必须加强感染的业务学习,经常参加省、市以及国家级的培训及学术研讨会,不断进行知识更新。

4. 血站感染管理责任部门定期对全站感染知识的掌握及执行情况进行检查考核，及时发现问题，针对薄弱环节再进行有针对性的培训。

第四节　消毒隔离相关制度

一、血站消毒隔离制度

（一）消毒隔离原则

1. 血站应规范消毒、隔离和防护工作，为血站工作人员提供充足、必要、符合国家相关标准的消毒和防护用品，确保消毒、隔离和个人防护等措施落实到位。

2. 严格按照《医疗机构消毒技术规范》的规定，做好采供血器械、血液污染物品、物体表面、地面等清洁与消毒。保持环境整洁，无肉眼可见灰尘，遇污染立即消毒。

3. 采供血区域的建筑布局和流程符合《血站质量管理规范》《血站实验室质量管理规范》要求，按照《医院空气净化管理规范》的规定，加强环境的通风，必要时进行空气消毒。

4. 在采供血过程中产生的医疗废物，应根据《医疗废物管理条例》和《医疗卫生机构医疗废物管理办法》的有关规定进行管理和处置。

5. 血站工作人员上班时应衣帽整洁，并根据工作场所要求执行相应的隔离措施。

6. 设有流动水洗手设施或备有手消毒设施，医务人员严格执行手卫生制度。无菌操作时，严格遵守无菌技术操作原则。

7. 无菌物品按灭菌日期依次放入专柜,使用前检查无菌物品是否过期。无菌物品必须一人一用一灭菌。

8. 碘伏、碘酊、酒精应密闭保存,每周更换 2 次,容器每周灭菌 2 次,小包装启用后一周内有效,有开启使用时间标识。弯盘、治疗碗、药杯、体温计等用后应立即清洗消毒处理。

9. 实验室清洁工具应根据不同的区域分设,标识清晰,分开使用,晾干保存。

(二)采血室(车、点)消毒隔离要求

1. 严格执行消毒隔离有关规定。每日工作前应用紫外线或其他有效方法消毒空气,有条件的应进行动态空气消毒;清洁台面、地面;每日工作结束后进行湿式清洁,用消毒液擦拭工作台面、地面、称量器、血压计、热合机等;工作中如被血液污染,应及时消毒。临时采血点也应严格执行。

2. 工作人员进入室内,应衣帽整洁,流动水洗手。

3. 体检人员应按《献血者健康检查要求》对献血者进行健康情况询问,并应根据卫生部传染病疫情报告,及时增加相关内容,发现异常应及时采取有效控制措施并按《中华人民共和国传染病防治法》相关规定上报。

4. 采血部位皮肤消毒应以穿刺部位为中心,由内向外旋转,涂擦 2 次,面积不得少于 6 cm×8 cm。穿刺后,穿刺部位应及时覆盖无菌敷料。

5. 采血应严格执行无菌技术操作规程,取下护针帽前应采取有效措施防止空气进入血袋,取下护针帽后应尽快进行穿刺操作。如穿刺失败需二次穿刺时,应更换采血器材。

6. 皮肤消毒剂应密闭保存,每周更换 2 次,消毒剂容器每周清洁、灭菌2次,小包装启用后一周内有效;取无菌物品必须使用无菌镊,无菌镊应干式放置,每4h更换1套,如有污染应及时更换;无菌敷料罐每日更换,无菌物品(棉球、棉签等)一经打开,使用时间不得超过24h;压脉带、采血垫巾(纸)一人一用一消毒;血管钳每周清洗消毒2次,如污染血液应及时更换。

7. 开启使用的消毒剂、敷料等物品、用具必须注明时间,超过规定时间不得使用。

8. 采血台面或采血治疗车上物品应排放有序,上层为清洁区,下层为污染区,应配有快速手消毒剂或消毒手套。

9. 采血过程中产生的医疗废物按《医疗卫生机构医疗废物管理办法》处理。

(三)血液成分制备室消毒隔离要求

1. 严格执行消毒隔离有关规定。每日工作前应用紫外线或其他有效方法消毒空气,有条件的应进行动态空气消毒;清洁台面、地面;每日工作结束后进行湿式清洁,用消毒液擦拭工作台面、地面、称量器、全自动血液成分分离机(或分离夹)、离心机、热合机等;工作中如被血液污染,应及时消毒。

2. 工作人员进入室内,应衣帽整洁,流动水洗手。

3. 血液成分制备应在密闭系统中进行,并进行环境温度控制。如需开放式制备,应在洁净度百级条件下进行。

4. 血液成分制备过程中产生的医疗废物按《医疗卫生机构医疗废物管理办法》处理。

(四)储血室/发血室消毒隔离要求

1. 严格执行消毒隔离有关规定。应设有成品库(区)和待检库（区），不合格血液应单独存放，各库（区）分区明确，标识清楚。

2. 工作人员进入室内，应衣帽整洁，流动水洗手。

3. 全血及成分血应按要求贮存，冰箱应有温控及报警装置。

4. 贮血用冰箱不得存放无关物品。贮血冰箱每周消毒一次，送血箱定期清洁消毒，污染时及时处理，水浴箱每周清洁换水。

5. 每日进行湿式清洁，用消毒液擦拭发血工作台面、地面、贮血冰箱（冰柜）表面，被血液污染时应及时清洁消毒。

6. 储血/发血过程中产生的医疗废物，按《医疗卫生机构医疗废物管理办法》处理。

（五）检验科消毒隔离要求

1. 实验室应遵从《病原微生物实验室生物安全管理条例》《微生物和生物医学实验室生物安全通用准则》等有关要求。

2. 清洁区、污染区分区明确，出入口有标识。实验室入口应有生物危险警告标识，无关人员不得进入。

3. 实验室内每天开窗通风换气数次。空气用紫外线或循环空气消毒器每日消毒两次。

4. 实验室应配置专用更衣室、非手接触式洗手设施，并应配备冲眼设备及眼部清洗剂、生理盐水、消毒剂等必要药品。

5. 工作人员进入实验室，穿着应符合要求。

6. 所有标本置于规范的防渗漏容器中，并采用防止污染人员和环境的方式运送到实验室。

7. 可能产生致病微生物气溶胶或出现溅出的操作应在生物安全柜或其他物理抑制设备中进行,并使用个体防护设备。若选用真空采血管或带安全罩的离心杯,则离心可在开放实验室内进行,而采血管或离心杯必须在生物安全柜中打开或在离心机中静置 30 min 后打开。

8. 保持室内清洁卫生。每日对桌、椅、凳等表面和地面的清洁区湿式清洁 1 次,污染区每日工作前后用有效氯 500 mg/L 的消毒液擦拭各 1 次。工作衣帽每周至少换洗一次,拖鞋每天用有效氯 500 mg/L 消毒剂擦拭 1 次。抹布、拖把等清洁消毒器材分室使用。

9. 全自动酶免仪、血型仪、生化仪、核酸血筛等贵重仪器每日按规定清洁消毒,污染时用 2% 碱性戊二醛擦拭消毒,作用 30～60 min。

10. 阳性(或反应性)标本用有效氯 5 000 mg/L 消毒剂浸泡 2～4 h,再按一般阴性标本处理;阴性标本经高压灭菌后,交医疗废物处置中心处理。

11. 工作前后及检验同类标本后再检验另一类标本前用肥皂流水洗手。手被污染时应及时用肥皂和流水认真清洗,再用快速手消毒剂消毒双手,并视污染情况向感染管理部门报告。

12. 血液检验过程中产生的医疗废物按《医疗卫生机构医疗废物管理办法》处理。

(六)消毒供应室消毒隔离要求

1. 消毒供应室布局合理,洁污分开,通风良好;物品存放分污染区、清洁区、无菌区,三区标识清楚,区域间应有实际屏障,物流由污到洁,强行通过,不得逆流。

2．工作环境保持卫生，定时开窗通风，每日用清水擦拭桌、椅、工作台面、地面两次，每周大扫除。污染区用消毒液擦拭。

3．定点定时收集需消毒物品，认真执行清洗、消毒的规章制度，物品分类清洗。被血液或病原体污染的包布、衣物等物品应按先消毒后清洗的原则单独处理。

4．洗衣池（机）做到用 90℃ 以上的热水或有效氯含量为 500 mg/L 消毒液消毒。

5．灭菌合格物品应专区专柜存放，有明显的灭菌标识、灭菌日期及有效期。

6．消毒供应室工作人员做到勤洗手，勤换工作服。

7．消毒供应室产生的医疗废物按《医疗卫生机构医疗废物管理办法》处理。

二、血站消毒药械管理制度

1．血站感染管理部门负责对全站使用的消毒灭菌药械进行监督管理。

2．质量管理科负责对血站消毒剂、消毒器械的购入、储存和使用进行监督、检查和指导，对存在的问题及时向血站感染管理委员会汇报。

3．质量管理科负责对消毒产品的采供血过程中消毒作用进行监测。

4．采购、后勤、设备科应根据采供血工作需要和血站感染管理委员会对消毒剂、消毒器械的审定意见进行采购，查验必要证件，监督进货产品的质量，并按有关要求登记。

5．使用科室应准确掌握消毒灭菌药械的使用范围、方法、注意事项;掌握消毒灭菌剂的使用浓度、配制方法、更换时间、影响消毒灭菌效果的因素、贮存等,发现问题及时报告质量管理科、血站感染管理部门及设备部门等相关部门,予以解决。

三、消毒灭菌效果及环境卫生学监测与质量改进制度

（一）消毒灭菌效果监测

1. 对消毒、灭菌效果定期进行监测,灭菌合格率必须达到 100％,不合格物品不得使用。

2. 使用中的消毒剂应符合使用要求。

3. 紫外线灯强度监测:每半年进行一次紫外线灯强度监测。

4. 压力蒸汽灭菌器监测:必须进行工艺监测、化学监测和生物监测。工艺监测每锅进行,化学监测每包进行,每周进行一次生物监测,并详细记录。

（二）环境卫生学监测

1. 空气监测:每月对采血室、流动采血车、成分分离室、贮血容器、超净台、无菌间的空气进行监测。当发生站内感染并怀疑与血站环境卫生有关时,应及时进行监测。

2. 工作人员手卫生监测:每月监测一次。

3. 物表监测:按相关规定进行物表监测。

4. 各科室感染管理监督员应掌握相关消毒感染管理规范,按照要求认真准备,规范操作。

5. 职能部门定期对所有监测结果进行追踪反馈,发现问

题及时通知到具体科室,帮助分析原因,制定改进措施,直至合格。

6. 科室应保留各项监测的结果及其持续改进资料。

四、血站职工手卫生管理制度

1. 血站手卫生为洗手和卫生手消毒的总称。

2. 所有血站工作人员必须掌握手卫生知识和正确的手卫生方法,保证洗手与手消毒效果。

3. 各科室配备合格足量的手卫生用品和设施,必须有流动水和皂液(或肥皂)。重点部门如血液检验实验室、质控实验室、血型参比实验室、血液研究室、成分制备净化室、消毒供应室等必须安装非手触式水龙头。

4. 洗手液的容器应一次性使用,肥皂及其容器应保持清洁与干燥。手消毒剂的包装和洗手后的干手物品(毛巾)应避免造成二次污染。

5. 血站职工在下列情况下应当洗手或使用速干手消毒剂:

(1) 无菌操作前后。

(2) 每次采集血液前后。

(3) 制备血液成分前后。

(4) 穿、脱隔离衣前后,摘手套后。

(5) 可能污染环境或其他人时。

(6) 接触或处理血液及污染物品后。

(7) 当手无明显污染时,可用速干手消毒剂消毒双手。

6. 血站职工在下列情况时应当进行手消毒:

(1) 每次采集血液、单采血小板之前。

（2）出入成分制备净化室之前。

（3）需双手保持较长时间抗菌活性时。

（4）接触血液以及被血液污染的物品后,应当先用流动水冲净,然后使用手消毒剂消毒双手。

7. 质量管理科每季度对重点部门工作人员进行手卫生消毒效果的监测。

8. 质量管理科定期对手卫生设备和手卫生依从性进行督导、检查、总结、反馈,有改进措施,相关科室要整改落实。

参考文献

1. 中华人民共和国卫生部. 医疗机构消毒技术规范：WS/T 367—2012[S],2012.

2. 中华人民共和国卫生部. 手消毒剂卫生要求：GB 27950—2011[S],2011.

3. 中华人民共和国国家质量监督检验检疫总局,中国国家标准化委员会. 医院消毒卫生标准：GB 15982—2012[S],2012.

4. 中华人民共和国国家卫生和计划生育委员会. 血站技术操作规程[Z],2015.

5. 中华人民共和国国家卫生和计划生育委员会. 医院空气净化管理规范：WS/T 368—2012[S],2012.

6. 中华人民共和国卫生部. 血站管理办法[Z]. 北京：中华人民共和国卫生部令,2006.

7. 中华人民共和国卫生部. 医院感染管理办法[Z]. 北京：中华人民共和国卫生部令,2006.

8. 中华人民共和国卫生部. 血站质量管理规范[Z]. 北

京:中华人民共和国卫生部令,2006.

9. 国务院. 医疗废物管理条例[Z]. 北京:国务院令,2003.

10. 中华人民共和国卫生部. 医疗卫生机构医疗废物管理办法[Z].北京:中华人民共和国卫生部令,2003.

11. 国家环境保护总局.医疗废物专用包装物、容器标准和警示标识规定[Z].北京:国家环境保护总局发,2003.

第五章
无菌物品的使用和管理

第一节　无菌物品的使用

一、无菌技术

（一）概念

1. 无菌技术

无菌技术是指在医疗护理操作过程中,保持无菌物品、无菌区域不被污染、防止病原微生物侵入人体的一系列操作技术和管理方法。

2. 无菌物品

经过物理或化学方法灭菌后未被污染的物品称为无菌物品。

（二）无菌技术操作原则

1. 环境清洁。

2. 衣帽整洁,洗手,戴口罩。

3. 无菌物品不得暴露于空气中,必须存放于无菌包或无菌容器内。

4. 进行无菌技术操作时,无菌区应在护士腰部以上,并且应面对无菌区。

5．无菌物品与有菌物品分开放置。

6．无菌物品一旦从无菌容器内取出,即使未被使用也不能再放回无菌容器内。

7．无菌包外应注明物品名称、消毒灭菌日期。一般情况下,灭菌后的无菌物品有效期为:5月1日至10月1日期间为1周,10月1日至5月1日期间为2周。

8．无菌操作过程中不得跨越无菌区。

9．不要向无菌区喷嚏或咳嗽,尽量少讲话。

10．一套无菌物品只能用于一个献血者,以防交叉感染。

二、无菌物品使用方法

(一)无菌持物钳的使用

无菌持物钳用于夹取和传递无菌物品。

(1)无菌持物钳应浸泡在盛有消毒液大口镊子罐或其他容器中,容器底部垫以无菌纱布,消毒液面在持物钳轴关节上2～3 cm或镊子的1/2处。每个容器只能放一把无菌持物钳。

(2)持物钳及其浸泡容器每周清洁、灭菌一次,同时更换消毒液。干置的容器及钳每8 h更换一次。

(二)无菌容器的使用

使用无菌容器时,不可污染盖内面、容器边缘及内面。无菌容器应每周灭菌一次。

(三)无菌溶液的使用

1．操作前,核对药液名称、浓度及有效时间。

2．检查溶液是否有沉淀、浑浊、絮状物及变色。

3．不可将物品伸入无菌溶液内蘸取或直接接触瓶口倒液。

4．已倒出的液体不得再倒回瓶内，以免污染剩余溶液。

5．已打开的无菌溶液瓶如未被污染，最多保存 24 h。

（四）无菌包的使用

1．无菌包的包扎法

（1）无菌包应选用质厚、致密、脱脂去浆的棉布制成双层包布。

（2）物品置于包布中间，用包布一角完全盖住物品，并将角反折，然后盖好左右两角，最后一角包好、扎紧。

2．无菌包的打开

（1）检查无菌包的名称、灭菌时间以及是否完好、是否潮湿。

（2）用无菌持物钳夹取无菌物品，如未用完，按原折痕包好，并注明时间及第一次打开时间。

（3）打开无菌包时注意不要污染内部。

第二节　无菌物品的管理

一、定义

无菌医疗用品指进入人体组织，无菌、无热源、无溶血反应和无异常毒性检验合格，出厂前必须经灭菌处理的、可直接一次性使用的医疗用品。

二、使用物品范围

1．血袋类

一次性使用去白血袋、一次使用血细胞分离器（血小板/

血浆机采耗材)、病毒灭活器。

2. 添加液类

血液保存液、氯化钠注射液。

3. 试管类

一次性使用无菌注射器、一次性使用真空采血管、一次性使用真空静脉血样采集容器(PCR 管)。

4. 防护类

一次性采血护理包、一次性使用医用棉签。

5. 消毒剂类

碘伏消毒剂、75%乙醇消毒液、免洗手消毒液、含氯消毒剂(如次氯酸钠消毒液、含氯泡腾片等)。

三、无菌物品管理制度

1. 建立无菌医疗用品采购、验收制度,严格执行并做好记录。

2. 所用无菌医疗用品必须由相关部门统一集中采购,使用部门不得自行购入。采购的一次性医疗用品必须符合国家有关要求,证照齐全。

3. 无菌医疗用品均为血站关键物料,要定期评审供方,拟定合格供方清单。原则上每种用品选择 2~3 个合格供方,一个作为第一供方,另外的作为备用,在第一供方出现意外不能及时供应情况下启动备用采购。合格供方清单记录包括以下内容:

(1) 评定过程中的所有合格供方考核调查资料。

(2) "质量协议"或"采购合同"。

(3) 供方基本状况、售后服务以及出现过的质量问题、处理结果等。

4．对购进的无菌医疗用品，入库前必须进行质量验收和抽检。一般检查以下内容是否符合要求：

（1）核实所采购物资的供应商、生产商是否与需求一致。

（2）检查供方资证：要求供方向本血站提供有效的资质证明。

——器材设备类：企业法人营业执照，医疗器械经营（生产）许可证，医疗器械（药品）注册批件，药品生产（经营）许可证，GMP 证书（含液体）。进口器材要提供进口许可证和代理证明，如有必要，可追加卫生许可证、计量证书（含刻度）。

——试剂类：企业法人营业执照，药品经营（生产）许可证，药品注册批件，GMP 证书（化学试剂不要求），试剂批批检报告。进口器材要提供进口许可证和代理证明。

——供方评定情况：已列入"合格供方清单"或已通过本血站的物料供方评审。

（3）规格、型号、数量、等级检查：要求与订购需求相符。

（4）包装、运输、外观、有效期检查：包装能保证无菌医疗用品在运输过程中不受损坏和满足运输条件要求，到达后用品应外观完整、无破损、无变形、无渗漏、无污染、无过期（除特殊物料和试剂外，一般要求能使用 3 个月以上）、无变质、无次货等。

（5）产品的检验合格证、生产日期、消毒或灭菌日期及产品标识和失效期等，进口的无菌医疗用品应有灭菌日期和失效期等中文标识。无菌医疗用品每套产品用塑料袋密封包装，其标志包括：

小包装要有下列标志：①制造厂称、地址和商标；②产品名称和型号;③卫生许可证号;④使用说明;⑤灭菌方法和有效期;⑥生产日期。

中包装要有下列标志:①制造名称和商标;②产品型号和数量;③生产日期;④出厂批号;⑤使用说明书。

大包装要有下列标志:①产品名称、型号和数量;②制造厂名称和地址;③卫生许可证号;④产品出厂批号和灭菌日期;⑤灭菌合格证和有效期。

5. 对无菌医疗用品的储存、使用进行监督。

(1) 物品应按规定要求分类贮存,并挂牌标识,放置于货物架上的物品应距地面≥20 cm,距离墙壁≥5 cm,环境阴凉干燥,通风良好。

(2) 根据各种无菌医疗用品的使用情况、贮存能力、有效期长短(未规定使用期限的,有效期按从入库之日算起两年,并贴上标识)、供货商配送能力和质量检查(或使用部门确认)所需要的时间,设定最低库存量和最高库存量。

(3) 无菌医疗用品发放遵循先进先出的原则,保证在有效期内使用。不得将包装破损、失效、霉变的产品发放至使用科室。

(4) 使用前应检查无菌医疗用品有无破损、失效,外观有无不洁净、霉斑或其他异常情况。发现不合格产品或质量可疑产品时,应立即停止使用,并按有关规定详细记录,报告相关部门进行处理。

(5) 无菌医疗用品使用后应进行无害化处理,禁止重复使用和回流市场。

四、无菌物品质量检查

血站质量管理部门应按照《血站技术操作规程》要求制定相应质量抽检程序进行质量检查。

参考文献

1. 中华人民共和国卫生部. 血站操作技术规程[Z]. 北京：中华人民共和国卫生部令，2015.

2. 中华人民共和国卫生部. 一次性使用医疗用品卫生标准[Z]. 北京：中华人民共和国卫生部令，2009.

3. 中华人民共和国国家卫生和计划生育委员会. 消毒管理办法[Z]. 北京：中华人民共和国国家卫生和计划生育委员会令，2016.

4. 张晓培. 医院感染管理与质量考评[M]. 上海：上海交通大学出版社，2014.

第六章 医疗废物的分类和管理

第一节 医疗废物的分类

一、定义

医疗废物是指医疗卫生机构在医疗、预防、保健以及其他相关活动中产生的具有直接或者间接感染性、毒性以及其他危害性的废物。

在血站,其产生的医疗废物主要包括废弃的成分血袋、试验中的废物、废液、培养基及一次性采血针头、各种原因的报废血液等能直接传染人体的废物。

二、医疗废物分类

1. 感染性废物

感染性废物是指携带病原微生物、具有引发感染性疾病传播危险的医疗废物,包括棉球、棉签、使用后的一次性医疗用品、各种废弃的血液标本、病原体的培养基、标本和菌种。

2. 病理性废物

病理性废物是指诊疗过程中产生的人体废物和医学实验动物尸体等。

3．损伤性废物

损伤性废物是指能够刺伤或者割伤人体的废弃的医用锐器，如医用针头。

4．药物性废物

药物性废物是指过期、淘汰、变质或者被污染的废弃的药品。

5．化学性废物

化学性废物是指具有毒性、腐蚀性、易燃易爆性的废弃的化学物品，如实验室废弃的化学试剂。

血站医疗废物主要为感染性废物、损伤性废物和化学性废物，详见表6-1。

表6-1　血站各科室产生的医疗废物分类

科室	废物种类	废物
成分制备科	感染性废物	含血液的成分血袋
	损伤性废物	血浆病毒灭活袋针头
检验科	感染性废物	酶标板、血样试管、一次性手套等
	损伤性废物	吸样针头
	化学性废物	实验室产生的废液
供血科	感染性废物	过期不合格血液、检验不合格血液、一次性手套等
质量管理科	感染性废物	抽检血液、试验中的废物、培养基、一次性手套等
	化学性废物	实验室产生的废液

续表

科室	废物种类	废物
血液采集部门	感染性废物	消毒棉球、带血棉球、使用后的护理包、血样试管、一次性棉签、一次性手套等
	损伤性废物	一次性采血袋针头、注射器针头、一次性采样针
	化学性废物	血样检测产生的废液

第二节 医疗废物的管理

一、管理职责

1. 血站法定代表人或者主要负责人为第一责任人,切实履行职责,确保医疗废物的安全管理。

2. 按照国家相关法律、法规要求,将医疗废物管理内容纳入血站质量管理体系,血站相关部门制定并落实医疗废物管理的规章制度、工作流程和要求、有关人员的工作职责及发生医疗废物流失、泄漏、扩散和意外事故的应急方案。

3. 血站指定本单位从事医疗废物收集、运送、贮存、处置等工作的人员,并对其进行相关法律和专业技术、安全防护以及紧急处理等知识的培训。

（一）医疗废物管理领导小组职责

1. 组织职工认真学习医疗废物管理的国家法律、法规。

2. 结合各单位工作实际,制定医疗废物管理的规章制度、工作要求和工作流程;制定医疗废物流失、泄漏、扩散和意外事故发生时的紧急处理措施。

3．制订血站职工的医疗废物管理知识培训计划，并组织实施。

4．指导、检查医疗废物处理日常工作落实情况。

5．医疗废物档案资料管理。

6．分析和处理医疗废物管理中的其他问题。

（二）医疗废物管理专职人员职责

1．负责指导、检查医疗废物分类收集、运送、暂时储存及机构内处置过程中各项工作的落实情况。

2．负责指导、检查医疗废物分类收集、运送、暂时储存及机构内处置过程中的职业卫生安全防护工作。

3．负责组织医疗废物流失、泄漏、扩散和意外事故发生时紧急处理工作。

4．负责组织医疗废物管理的培训工作。

5．负责有关医疗废物登记和档案资料的管理。

6．负责分析和处理医疗废物管理中的其他问题。

（三）医疗废物产生地点的工作人员职责

1．严格执行血站医疗废物管理制度。严格区分生活垃圾和医疗垃圾，不得混放。做到医疗废物日产日清。

2．处理医疗废物时，严格按要求进行分类、毁形、浸泡、消毒。焚烧废物按危险度要求分类置于规定的废物包装物或者容器中封扎。

3．感染性废物如检验不合格血液及高压消毒后检验标本等使用双层包装物，并及时密封。

4．盛装的医疗废物达到包装物或容器的 3/4 时，应当使用有效的封口方式,使包装物或者容器的封口紧实、严密。

5.放入包装物或者容器内的感染性废物、损伤性废物不得取出。

6.在每个包装物、容器上应当系中文标签,内容包括医疗废物产生单位、科室或部门,产生日期,类别及需要的特别说明等。

7.运送人员每天从医疗废物产生地点将分类包装的医疗废物按照规定的时间和路线运送至内部指定的暂时贮存地点,并与暂时贮存地点的工作人员交接,登记并签名。

8.运送人员在运送医疗废物时,应当防止造成包装物或容器破损和医疗废物的流失、泄漏和扩散,并防止医疗废物直接接触身体。一旦发生意外损伤应立即进行处理,同时报告监控部门。

9.每天运送工作结束后,应当对运送工具及时进行消毒。

10.禁止在非收集、非暂时贮存地点倾倒、堆放医疗废物。

(四)医疗废物暂存点的工作人员职责

1.医疗废物暂存地点的工作人员上岗前,必须穿戴个人卫生防护用品(工作服、帽子、口罩、防渗围裙及袖套、手套、胶靴,必要时戴护目镜等)后方可进入工作场地,掌握医疗废物分类收集、暂存运送的操作程序。

2.负责医疗废物收集分类登记,登记内容包括废物的来源、种类、重量或者数量、交接时间、最终去向以及经办人签名等项目,登记资料至少保存3年。

3.警示标签:分感染性废物、病理性废物、损伤性废物、药物性废物、化学性废物,并注明产生科室或部门、收集日期、类别及需要的特别说明等。

4. 不得露天存放医疗废物,医疗废物暂时贮存的时间不得超过 2 天。

5. 禁止在医疗废物暂时贮存地点吸烟、饮食等。

6. 严格办理医疗废物转交手续,依照危险废物转移联单制度填写和保存转移联单。

7. 医疗废物转交出去后,对暂时贮存地点、设施进行消毒和清洁处理。

8. 每天做好个人卫生防护,勤洗手、勤更衣、勤消毒。

9. 禁止转让、买卖医疗废物,一经发现将依法处理。

二、职业安全防护

1. 认真执行国家法律、法规、规章制度和有关规范性文件的规定,熟悉本血站制定的医疗废物管理的规章制度、工作流程、工作要求及安全防护知识。

2. 严格执行医疗废物分类收集、运送、暂时贮存的操作程序。医疗废物暂存处人员工作时的防护流程:穿工作服→戴工作帽→戴防护口罩→戴乳胶手套→穿防水胶鞋;工作完成后的防护流程:脱手套→脱口罩→脱帽子→脱工作服→洗手消毒→洗脸或淋浴。

3. 防止医疗废物直接接触身体。每次运送或贮存结束后立即进行手清洗和消毒。

4. 掌握在医疗废物分类收集、运送、暂时贮存及处置过程中避免发生刺伤、擦伤等伤害的预防措施及发生伤害后的处理措施。

5. 医疗废物暂时贮存处禁止吸烟及饮食,防止非工作人员接触医疗废物。

6. 每日对运送工具及设施进行清洗消毒,对暂时贮存处进行清洁和消毒处理。

7. 在收集、运送、暂时贮存医疗废物过程中,防止医疗废物流失、泄漏、扩散和意外事故情况的发生。掌握发生医疗废物流失、泄漏、扩散和意外事故情况时的紧急处理措施。

8. 对从事医疗废物分类收集、运送、暂时贮存和处置等工作的人员配备必要的防护用品,定期进行健康检查,必要时进行免疫接种,防止其健康受到损害。

9. 相关部门对卫生安全防护制度的执行情况定期进行监督检查。

三、医疗废物收集、贮存、处置和转运

(一)收集

1. 根据医疗废物的类别实施医疗废物分类收集。设置医疗废物专用通道,指定各业务场所医疗废物收集和处置路线。各业务场所配置医疗废物箱,箱内套黄色医疗废物垃圾袋,箱外壁有明显标示。一次性注射器、针头等锐器类放置于防渗漏、放锐器穿透的专用包装物或密闭的容器内,有明显的警示标示和警示说明。

2. 各场所产生的医疗废物做到日产日清,盛装的医疗废物达到包装袋或容器 3/4 时,使用有效的封口方式扎紧,使包装袋或利器盒的封口紧实、严密。每个包装物容器上应当系上标签,标签内容包括医疗废物产生单位、科室、日期、类别、数量、经办人员及需要的特别说明等。医疗废物产生地交付

人员填写医疗废物登记表,与医疗废物收集人员进行交接。

3. 对实验室含有血液的物品、病原体培养基、菌种等高危险废物,要首先在产生地进行压力蒸汽灭菌或化学消毒处理,然后按感染性废物收集处置。

4. 对各类传染性报废血液及保密性弃血的血液必须经121℃高压消毒处理 30 min 后再按感染性废物处理。

(二)内部运送

1. 血站内医疗废物运送应使用防渗漏,防遗散,无锐利边角,易于装卸、消毒和清洁的专用运送工具。

2. 专职回收人员每天定时负责医疗废物的回收及运送工作,并对医疗废物运送过程负责。应按照确定的医疗废物运送时间、路线将医疗废物收集、运送至医疗废物暂时贮存地点。

3. 医疗废物运送过程中应确保安全,不得丢失、遗散和打开包装取出医疗废物。

4. 禁止转让、盗卖医疗废物,防止医疗废物的流失和扩散。

5. 禁止在运送过程中丢弃医疗废物,禁止在非贮存地倾倒、堆放医疗废物,或者将医疗废物混入其他废物和生活垃圾。

6. 运送医疗废物的专用工具不得运送其他物品。

7. 医疗废物专用工具每次运送完毕,应在指定的地点进行消毒和清洗。如使用重复使用的周转箱,在每次运送完毕后应进行消毒、清洗。晾干后方可再次投入使用。

医疗废物运送时间及路线图见图 6-1。

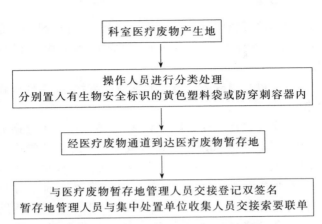

图 6-1　医疗废物运送时间及路线图

（三）暂存

1. 医疗废物暂存处应远离工作区、生活区和生活垃圾存放场所，方便医疗废物运送人员、运送工具和车辆的出入。暂存处应设有明显的医疗废物警示标识和"禁止吸烟、饮食"的警示标识。有安全防盗措施，并有专职人员管理。

2. 暂存处应避免阳光直射，有良好的照明设备和通风条件，有严密的封闭措施，可防鼠、防蚊蝇、防蟑螂和防盗，确保设施内不受雨水冲击和浸泡；配置水龙头、水池等设施，墙面和地面的装修应便于冲刷、清洗和消毒；产生的污水应采用管道直接排入站内废水消毒处理系统或消毒处理后排放。

3. 暂存处的医疗废物包装袋应及时扎口、密封，内两层为专用黄色包装袋，用一次性扎带封口后，置入加盖的硬质容器中方可外运。尽量做到日产日清，暂时贮存时间不得超过 2 天。

4. 化学性废物中批量的废化学试剂、废消毒剂及含有汞的体温计、血压计等医疗器具报废时,应当交由专门机构处置。

5. 放入包装物或者容器内的感染性废物、损伤性废物不得取出。

6. 医疗废物暂存处的贮存设施、设备,应当在废物清运之后用有效氯 2 000 mg/L 消毒液或 0.2% 过氧乙酸拖擦或喷洒,作用时间不少于 60 min。医疗废物暂存处也可采用悬吊式或移动式紫外线灯消毒,消毒时灯管离地面不宜超过 1 m,照射时间不少于 60 min。并做好相关记录。每周用 75% 乙醇棉球擦拭紫外线灯管一次。每半年监测紫外线强度。

（四）交接登记和转移

1. 产生医疗废物科室移交医疗废物时应填写医疗废物处理登记表,登记内容包括医疗废物的来源、种类、重量或者数量、交接时间、去向以及经办人签名等项目,字迹清楚并签名。

2. 转移单用于废物收集运转人员同站外接收单位间移交时填写。

四、医疗废物流失、泄漏、扩散和意外事故应急预案

1. 医疗废物在收集转运当中发生泄漏、散落时,转运人员应立即向血站医疗废物管理领导小组报告,医疗废物管理责任部门和人员要及时赶到现场。出现传染性医疗废物在贮存过程中被老鼠咬、蟑螂爬、被盗窃或其他原因的流失,或者有证据证明可能发生传染性污物的扩散和传播时,应当按

照《中华人民共和国传染病防治法》及有关规定报告,并采取相应措施。

2. 确定流失、泄漏、扩散的医疗废物的类别、数量、发生时间、影响范围和程度。

3. 尽快组织有关人员对泄漏、溢出、散落的医疗废物迅速进行收集清理和消毒处理,对于液体溢出物采用木屑等吸附料吸收处理。并对受污染的区域、物品进行无害化处理,必要时封锁污染区,以防扩大污染。清洁人员必须对污染的现场使用有效氯含量为 2 000 mg/L 消毒液或 0.2% 过氧乙酸拖擦或喷洒,作用时间不少于 60 min,消毒工作从污染最轻区域向污染最严重区域进行,对可能被污染的所有使用过的工具也应进行消毒。对被医疗废物污染的区域进行处理时,要尽量减少对献血者或取血人员、血站职工及现场其他人员和环境的影响。

4. 清理人员在进行清理时必须穿防护服,戴手套和口罩,穿靴子等防护用品。清理结束后,用具和防护用品应进行消毒处理。

5. 如果在操作中清理人员的身体(皮肤)不慎受到伤害,应及时采取处理措施,更换防护用品,受污染皮肤部位先冲洗局部污染部位再消毒,必要时到医疗机构进行处理。

6. 事故处理结束后,医疗废物管理部门必须向有关部门书面报告事故发生情况,报告内容包括:

(1)事故发生的时间、地点、原因及其简要经过;

(2)泄漏、散落医疗废物的类别和数量,受污染的原因及医疗废物产生科室;

(3)医疗废物泄漏、散落已造成的危害和潜在影响;

（4）已采取的应急处理措施和处理结果。

五、医疗废物知识培训

（一）培训对象

1. 医疗废物管理的专（兼）职人员。

2. 血站各科室人员。

3. 新上岗职工、进修及实习人员等。

（二）培训内容

1. 医疗废物管理的重要性和必要性。

2. 国家相关医疗废物管理法律、法规。

3. 本单位制定的医疗废物管理制度、要求和职责。

4. 自身安全防护知识。

5. 发生医疗废物流失、泄漏、扩散时报告处理制度及处理措施。

（三）培训方式

1. 将医疗废物管理制度等内容纳入血站职工年度继续教育培训计划，定期、分层次对各级各类人员进培训与考核。

2. 定期进行医疗废物流失、泄漏、扩散和意外事故应急演练。

六、医疗废物管理各项质量记录

所有医疗废物管理各项质量记录保存至少 3 年。

参考文献

1. 国务院.医疗废物管理条例［Z］.北京：中华人民共和

国国务院令,2003.

2. 中华人民共和国卫生部.医疗卫生机构医疗废物管理办法[Z].北京:中华人民共和国卫生部令,2003.

3. 国家环境保护总局.医疗废物专用包装物、容器标准和警示标识规定[Z].北京:国家环境保护总局发,2003.

4. 中华人民共和国卫生部.医疗废物分类目录[Z].北京:中华人民共和国卫生部令,2003.

5. 国家环境保护总局.危险废物转移联单管理办法[Z].北京:国家环境保护总局令,1999.

6. 中华人民共和国卫生部.医疗机构消毒技术规范[Z].北京:中华人民共和国卫生部令,2015.

7. 张晓培.医院感染管理与质量考评[M].上海:上海交通大学出版社,2014.

8. 田传林,唐朝霞.采供血机构医疗废物管理存在的问题及改进策略[J].中国当代医药,2013,20(12):182-183.

9. 徐玲先.血站医疗废物管理方式探讨[J].咸宁学院学报(医学版),2012,26(2):143-144.

10. 张艳梅,任红霞,高梅叶,等.血站类医疗废弃物医疗污水处理探讨[J].临床输血与检验,2009,11(4):368-369.

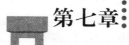

第七章
血站感染职业防护

随着医学科学技术迅速的发展,输血正成为现代医学技术中越来越重要的一种治疗手段。血站作为国家法律规定唯一指定的采供血机构,所从事的工作也越来越繁重。随着采血业务和采血量的不断增加,血站工作人员接触感染源的概率也在不断增加,被感染的风险也在不断增大。因此为保证血站工作人员的生命安全和身体健康,血站工作人员必须做好职业防护和应对。

第一节 职业暴露与防护

一、职业暴露的概念

职业暴露是指由于职业关系而暴露在危险因素中,从而有可能损害健康或者危及生命的一种情况。

医务人员职业暴露,是指医务人员在从事诊疗、护理活动过程中接触有毒、有害物质,或传染病病原体,从而损害健康或危及生命的一类职业暴露。

自 1981 年 Mclormick 等学者首次报道了医务人员因职业原因感染人类免疫缺陷病毒(HIV)以来,医务人员的职业暴露及防护开始受到关注。血站感染性职业暴露主要是指血站工作人员在从事献血者体检、初筛、采血、成分制备、血液检测活动时意外被献血者的血液等体内物质感染,或被献血者血液等体内物质污染的针头等锐利器械刺破自己的皮肤而有可能导致感染性疾病发生的一类职业暴露。其必须具有两个要素:一是要有接触感染源暴露的职业从事者,二是要有感染性暴露源。所谓感染性暴露源,目前国内外医学界普遍认为,体液、血液或者含有体液、血液的医疗器械、物品都应视为有传染性的物质,这些有可能传染的物质就是最危险的感染性暴露源。

二、医务人员职业暴露防护原则

(一)推广和强化标准预防

标准预防是将普遍预防和体内物质隔离的许多特点进行综合,认定病人血液、体液、分泌物、排泄物等均具有传染性,需进行隔离,不论是否有明显的血迹污染或是否接触非完整的皮肤与黏膜。接触上述物质者必须采取防护措施,根据传播途径采取接触隔离、飞沫隔离、空气隔离,这是预防医院感染成功而有效的措施。

献血者可能携带艾滋病、乙肝、丙肝等病毒,血站工作人员的职业暴露存在感染的风险。因此在血站推广和强化标准预防是控制院内感染的主要策略。

(二)血站标准预防措施

1. 洗手与手消毒

接触献血者血液或者被血液污染的物品,脱手套后,要洗手或使用快速手消毒剂消毒。我国《中华人民共和国传染病防治法》及《医疗机构消毒技术规范》规定的洗手指征为:

接触患者前后,特别是在接触有破损皮肤、黏膜以及进行侵入性操作前后;戴口罩和穿脱隔离衣前后;接触患者的血液、体液、分泌物及其污染物品时,不论是否戴手套,都必须洗手。

(1)洗手与卫生手消毒应遵循以下原则:①当手部有血液或其他体液等肉眼可见的污染时,应用肥皂(皂液)和流动水洗手。②手部没有肉眼可见污染时,可以使用速干手消毒剂消毒双手代替洗手。

(2)在下列情况下,医务人员应根据上述(1)的原则选择洗手或使用速干手消毒剂消毒:①直接接触每个献血者前后。②每一位献血者献完血之后,下一位献血者献血之前。③穿脱隔离衣前后,摘手套后。④进行无菌操作,接触清洁、无菌物品之前。

(3)医务人员在遇到下列情况时应先洗手,然后进行手卫生消毒:①接触献血者血液之后。②接触被献血者血液或标本污染的物品之后。③处理或收集完医疗废物之后。

(4)医务人员洗手方法:具体见本书第二章第三节医务人员"七步洗手法"。要注意的是:①在流动水下清洗;②应注意清洗双手所有皮肤,包括指背、指尖和指缝。

(5)消毒应遵循以下方法:①取适量的速干手消毒剂于掌心。②严格按照医务人员"七步洗手法"揉搓的步骤进行揉搓。③揉搓时保证手消毒剂完全覆盖手部皮肤,直至手部干燥。

2. 手套

当接触血液及破损的皮肤黏膜时应戴手套;手套可以防止医务人员把自身手上的菌群转移给献血者,可以预防医务人员变成传染微生物的媒介,即防止医务人员将从献血者或环境中污染的病原体在人群中传播。在两个献血者之间一定要更换手套或者消毒,手套不能代替洗手。在实际工作过程中,受客观条件限制(大批量采血时、采血车上水源不足),戴手套也是一个预防经手感染的有效方法。应用一次性清洁和无菌手套为好,用过的手套应放在指定的污物袋内。当手套接触到血液时,应及时更换手套。运输医疗废物的人必须戴厚质乳胶清洁手套

3. 面罩、护目镜和口罩

口罩及护目镜也可以减少献血者的血液等传染性物质飞溅到医护人员的眼睛、口腔及鼻腔黏膜。当体内物质可能溅到眼睛或黏膜组织时,应佩戴口罩和护目镜。一般需要戴口罩的是采血工作人员、实验室工作人员。隔离效果较好的口罩是医用防护口罩。使用时,口罩应盖住口鼻部,不得反复使用,潮湿后立即更换,最长时间不超过 4 h。护目镜每次用后均应进行清洗消毒。

4. 隔离衣

隔离衣用于防止被传染性的血液、飞溅的水和大量的传染性材料污染。隔离衣在血站主要用在成分制备无菌室和检验科核酸实验室。隔离衣的样式同手术衣,不可用前面对襟的工作服代替。隔离衣只能穿一次,潮湿后应立即更换,提倡使用一次性隔离衣。脱隔离衣时应将污染面朝里,放在污衣袋内,做上隔离标记,送消毒供应室清洗消毒。脱去隔离衣后应立即洗手消毒,避免污染。

5. 环境控制

保证血站有适当的日常清洁标准和卫生处理程序,在彻

底清洁的基础上消毒献血椅、床单、设备和环境的表面（工作台面、洗脸池、门把手）等，并保证该程序的落实。

（三）加强针对预防

针对预防，是针对已明确的、能够播散病原体的献血者，医务人员对于这些病原体需要除标准预防以外的预防措施。

1. 免疫计划

根据某种感染的危险程度和发生感染的频率进行预防接种，使用疫苗应尽量在医务人员高危工作之前。凡是乙型肝炎表面抗体阴性的职工都应注射乙型肝炎疫苗。在可能发生流感流行前，应为全站职工接种流感疫苗。

2. 空气传播预防

采血环境（献血大厅、采血车等）既要应用空气处理和通风防止空气传播病原体，也要应用合适的呼吸道防护器具，如口罩等。有人时空气消毒处理可选用紫外线循环风空气消毒器或静电吸附式空气消毒器，无人状态下可使用紫外线灯、臭氧等。

3. 接触预防

接触预防用来减少病原体通过直接或间接接触传播的危险性，主要是指皮肤黏膜暴露，即皮肤黏膜针刺。在皮肤黏膜暴露于污染血液后的应急处理中，伤者首先要保持镇定，迅速、敏捷地按常规脱手套，健侧手要立即从近心端向远心端挤压受伤部位，使部分血液排出，相对减少受污染的程度。同时用流动的净水冲洗，用碘酊、乙醇消毒受伤部位。对溅、喷污染或者浸泡所致污染，应迅速、敏捷地按常规脱去帽子、口罩，同时用流动水冲洗污染部位。

4．皮肤黏膜暴露后的药物预防

受甲型肝炎病毒污染者应注射免疫球蛋白，每千克体重0.02 mL。受乙型肝炎污染者，应尽早使用乙肝免疫球蛋白（hepatitis B immunoglobulin，HBIG）和（或）乙肝疫苗。HBV暴露后的预防必须考虑暴露源HBsAg的情况和暴露者乙肝疫苗的接种情况及抗体情况。未接种疫苗的暴露者应尽快启动应急处理程序，应尽早使用HBIG（24 h内），暴露7日后再使用HBIG的效果不明显，同时尽快注射乙肝疫苗（24 h内）。HBIG的剂量为0.06 mL/kg，肌肉注射。如果暴露者正在进行疫苗接种但没有完成接种，应按计划完成疫苗接种，并加用HBIG。对于接种过乙肝疫苗但未产生抗体的暴露者，应立即注射HBIG并开始乙肝疫苗的接种，同时也可选择注射两个剂量的HBIG，一个于暴露后立即注射，一个于暴露后1个月时注射。同时每月查肝功能和"两对半"，如果出现乙肝病毒感染，及早采用抗病毒治疗。若丙型肝炎，追踪丙型肝炎病毒抗体（HCV），必要时干扰素治疗。受艾滋病病毒（HIV）感染者，除需要随访血清艾滋病病毒感染转化至少半年以上外，还需要尽早服用齐多夫定等药物进行预防。在出现HIV职业暴露后，应根据暴露的实际情况和暴露后感染HIV的危险度，尽快选用两种及以上的药物开始暴露后预防（pose-exposure prophylaxis，PEP），最好在数小时内而不是几天后开始。如果存在使用哪种药物或是否需要使用强化药物的争议时，应保证尽快使用基本用药。PEP的最适持续时间未知，但专业和动物实验显示，使用4周的齐多夫定具有保护作用，因此，在可耐受的情况下，推荐的PEP应持续4周。

第二节　锐器伤的防护

锐器伤是指由锐器造成的皮肤或黏膜的损伤,被污染的血液或者体液会将病原体接种到受伤者的体内。锐器伤实际上是职业暴露的一个种类,可对医务人员健康造成直接威胁。

一、危害因素

(一)医疗操作过程中的不安全因素

1. 工作人员自身原因

与工作粗心、紧张、繁忙、技术不熟练、不严格执行操作规程相关。

2. 工作人员操作原因

抽血、热合、穿刺时不小心刺伤,用后针头套回针帽,将针头投入不耐刺的容器中(垃圾袋),将针头投入锐器盒时针头朝上等,是引起血站医护人员锐器伤害的主要原因。

(二)医护人员自身防护意识淡漠

虽然大多数医护人员能正确认识被 HIV、HBV、HCV 和梅毒等污染锐器损伤的后果,但仍存在侥幸心理,认为来参加无偿献血的献血者都是健康人群,被感染的可能性不大。

有调查显示大部分锐器伤害是由于医护人员防护意识淡漠、标准预防知识欠缺、工作不细心、注意力不集中、未按照标准操作规程操作、技术不娴熟、对锐器伤的认识不足等。更有对锐器伤害存在侥幸心理,受到伤害后不及时处理,更不知道如何上报,均是锐器伤害不断的原因。

（三）单位管理部门重视不够

对医护人员职业暴露缺乏系统的培训、教育、管理、监督和指导,岗前培训和继续教育缺乏有关锐器损伤的学习内容,或是培训教育工作流于形式,工作没有做到实处。

二、防范措施

（一）锐器伤的预防

锐器伤的防护遵循优先等级原则,首先是消除风险,其次是工程措施、管理措施和行为措施,最后是个人防护和接触性预防措施。

1. 消除风险是锐器伤防护的最有效的措施

锐器伤防护的最有效措施是尽量完全消除工作场所的危害,如尽量少用锐器或针具,取消所有不必要的静脉穿刺,采用无菌接驳机代替血袋的穿刺等。

2. 工程控制措施

通过工程控制措施控制或转移工作场所的危害,如使用锐器处置容器（锐器盒）或者立即回收、插套或钝化使用后的针具（也称为安全针具装置或有防护装置的锐器）。

3. 管理控制措施

制定政策限制接触危害,如采用标准预防策略,包括建立单位感染管理委员会或者感染控制管理组织,制订职业接触风险控制计划,移走所有的不安全装置,持续培训安全装置的使用方法。

4. 行为控制措施

通过改变行为减少对血源性病原体的职业接触,如消除针具的重复使用(一人一针一管一销毁),将锐器盒放在视线水平且在手臂所能接触的范围内便于放入针头,在锐器盒装满至 3/4 时及时更换,绝不能重复使用锐器盒等。

(二)锐器伤的防护措施

1. 在进行静脉穿刺、血袋穿刺、实验操作过程中,要保证环境宽敞、光线充足,并特别注意防止被针头等锐器刺伤、划伤和割伤等。

2. 采用有安全装置的锐器:采用针尖回缩式采样针进行指尖采血,采用带有护针套的血袋留取血液小样等。

3. 禁止传递针尖外露的血袋,禁止针等锐器物复帽,禁止手持针等锐器随意走动,禁止将针等锐器物徒手传递。

4. 锐器使用后应直接放入防穿刺、防渗漏、有警示标示或安全标色和中文警示说明的锐器盒中,以便进行适当处理。

5. 禁止重复使用一次性医疗用品,禁止弯曲被污染的针具,禁止用手分离使用过的针具,禁止直接用手接触污染的针头等锐器,禁止直接将锐器投入垃圾袋等。

6. 处理污染物时,严禁用手直接抓取污物,尤其是不能将手伸入垃圾袋中向下压垃圾、来回翻寻废物等,以免被锐器刺伤。

7. 强化职业安全意识与防护措施,普及相关知识教育,建立健全相关制度。职业安全是近年来医护人员日益关注的重要问题。随着科技的进步,血站医护人员越来越认识到在献血工作中存在着很多职业感染的风险,因此树立职业安全意识非常必要。

8. 接种乙肝疫苗是预防 HBV 感染最有效的预防措施,

有效率为96%～99%,该疫苗同时对丁肝也有防护作用。建议乙肝表面抗原阴性的所有医务人员都接种乙肝疫苗,注射后半年采血检测是否产生抗体。如果已知暴露体液来源于HBSAg阳性的患者,应在24 h之内给予乙型肝炎免疫球蛋白(HBIG)注射,首次接种1个月和6个月后再次接种疫苗。

9. 刺伤的补救措施:皮肤若意外接触到血液或体液,应立即以肥皂和清水冲洗;若是献血者的血液意外进入眼睛、口腔,立即用大量清水或生理盐水冲洗。被血液污染的针头刺伤后,用肥皂和流水冲洗伤口,并挤出伤口的血液。意外受伤后必须在24 h内报告有关部门并填写报表,必须在72 h内做HIV、HBV等的基础水平检查。可疑暴露于HBV感染的血液时,注射乙肝免疫球蛋白和乙肝疫苗。可疑暴露于HCV感染的血液时,尽快于暴露后做HCV抗体检查,有些专家建议暴露4～6周后检测HCV的RNA。可疑暴露于HIV感染的血液时短时间内口服抗病毒药,尽快于暴露后检测HIV抗体,然后行周期性复查(如6周、12周、6个月等)。在跟踪期间,特别是在最初的6～12周,绝大部分感染者会出现症状,因此在此期间必须注意不要献血、捐赠器官及母乳喂养,过性生活时要用避孕套。

10. 及时制定新的工作指南。我们应该随着医学科技的发展,根据现有情况,组织相关专家,定期对各种指南、管理规定等进行更新和改进,并对各级血站感染管理人员进行培训,及时更新观念,以适应献血工作中感染管理的需求。

第三节 护士的职业防护

血站采血护士是直接接触人群的第一线工作者。少数艾滋、乙肝、丙肝等病毒携带者既是献血者,同时也是病毒感染源。一旦在采血过程中出现携带病毒的血液与破损皮肤和黏膜接触,或者是针刺损伤等意外,极有可能感染病毒,不仅危害医务工作者的身体健康,同时影响采血的质量。因此正确地进行职业防护和应对,有利于保证采血工作人员身体健康和顺利工作,有利于维系血站采血质量和正常营运。

一、危害因素

1. 物理因素

采血针头刺伤居于采血护士职业伤害的首位,有文献报道80%的血站采血护士有针尖刺伤的经历。发生这种伤害的主要原因是采血或热合时无意碰撞发生刺伤,成分制备时血浆病毒灭活耗材穿刺连接环节发生刺伤,献血前初筛操作不当发生刺伤自己手指等。

2. 生物性或感染性危险因素

采血护士在各种操作中直接频繁接触献血者的血液,发生感染性疾病的概率高于普通人群,血源性病原体对采血护士最具危险性,其主要传播途径为经皮暴露和黏膜暴露。常见的主要为接触血液或被血液污染的物品,如留样、热合、处理献血反应等时的血液外溢,采血护士的手上、衣服上、皮肤上被血液溅污,当处理不及时或方法不当时,被污染部位一旦有损伤就可能被感染。采血车外出采血时,所带物资有限,采血物品、台面一旦被大量血液污染,不能彻底清洗消毒。

3．化学性危险因素

采血护士每天接触各种清洁剂、消毒剂，这些物品均有潜在的毒副作用，长期接触这些物品导致皮炎、哮喘、癌症等的危险性也被证实。

4．社会心理危险因素

采血护士以女性居多，工作节奏快、压力大，工作辐射采供血各个环节。同时常年在流动采血车上，生活缺乏规律，精神压力大而引起心理伤害。

二、防护措施

1．制定安全防护管理制度，建立和实施职业暴露预防和控制程序，完善职业暴露的预防以及处理、登记、监控和报告工作等，建立和实施清洁和消毒控制程序。

2．增强自我防护知识与采血护士的安全意识是预防职业危害的关键。定期对采血护士进行职业暴露及生物安全方面的相关培训，强化员工的自我防护意识以及保护自己和他人的安全意识，严格执行操作规程。加强对针刺伤的认识，教育采血护士把每一次采血都视为防范 HIV 病毒感染来对待，提高对锐器的警觉性。

3．优化血站采血环境。病毒性感染的媒介就是环境的污染，流动采血车应停在宽敞干净的环境下，以减少外界环境因素的干扰。车内的采血环境应保持整齐干净，每日工作结束后，将各类物品按类别放置，桌面、台面、地面用消毒液擦拭。采血区域应保持空气流通，降低感染病菌及化学消毒杀菌剂的伤害，实施消毒灭菌处理时，严格控制消毒杀菌的浓度和时间。循环使用物被污染后,应先清洁再使用消毒灭菌剂消毒。对使用过的一切污染物(如吸头、针头、棉签等)应立即丢弃于贴有标签的指定容器中,尖锐废物单独放置,添置防刺破、防渗漏锐器盒,及时将带有血液的针头放入锐器收集盒内,统一回收,集中焚烧处理。

4. 严格执行操作规程,防止针头刺伤。静脉穿刺时,注意角度,不要直接对血管进针,要使针头斜面完全进入皮肤后再进入血管。在采血过程中,如血流过于缓慢并经处理无效疑有凝血时,应及时拔针,拔针时动作要快,以免血滴带出。采血结束后禁止用双手回套针头,尤其是在留取血液小样时,忌急躁造成手被污染的针头刺伤。如不慎被刺伤时应立即反复将伤口表面的血挤出,同时清洗伤口后用安尔碘消毒,用无菌纱布包扎伤口,并及时报告相关部门。建立个人职业暴露后的档案,并查看献血者的检查结果,若不合格要查清哪项不合格。如是 HBV、HCV、HIV 感染者的血液,应由专业人员经风险评估,决定是否要用预防药物。如需预防用药,应越早越好(最好在刺伤后 24 h 内),并在刺伤后 6 周、12 周、6 个月、12 个月分别采血进行相应抗体或抗原的检测,以便决定采取相应措施。采血后血袋应放置在规定位置,针头摆放整齐并朝向同一方向,这样可提示采血护士工作时手、肘不要横跨危险区。血液留样时试管应放置于试管架或者专用的试管留样座上,禁止双手操作。留样前检查试管有无裂缝。热合机调试于 220 V 电压,时限调至最佳状态,防止热合时导致血液渗漏。

5. 增强无菌观念,实施正确的洗手规则。洗手和手消毒是预防感染最简单、最有效、最重要的一项措施,所以采血护士在操作前后需要正确洗手,用有效消毒剂浸泡的小毛巾擦拭,避免用公用毛巾或工作服擦手,防止手再次被污染。在连续操作中注意做到"一人、一巾、一带",减少感染概率。

　　6. 做好个人防护,操作时应衣帽整齐、戴手套,减少皮肤或黏膜直接接触血液,皮肤或黏膜损伤时更应注意。采血或成分制备过程中接触破损的血液应带双层手套,如存在血液、医疗废弃液可能溅到面部的情况,还需戴口罩、防护眼镜。如不慎溅入眼睛,立即用洗眼器冲洗眼睛。如接触到溅污的血液,要及时用肥皂流水洗手,避免造成感染和污染医疗环境。

第四节　消毒供应室人员的职业防护

　　血站消毒供应室是为血站业务科室提供消毒灭菌的服务部门,为医疗器材回收供应的场所,是血站收集处理医疗废物的专门部门,属于血站感染预防与控制的关键部门。供应室工作人员要回收、洗涤、消毒、灭菌大量被污染的医疗用品,收集处理各业务科室产生的医疗废物,污染机会多,操作中特别容易遭受病原菌的侵袭。若防护意识不强、防护知识欠缺、防护措施不落实,发生感染性疾病的概率较大。因此,加强消毒供应室医护人员的职业安全防护显得十分重要。

一、危害因素

1. 物理因素
预真空压力蒸汽灭菌器内温度高达 121℃,操作不当极易烫伤。压力蒸汽灭菌器、半自动超声清洗机、烘干机和全自动清洗器都会发出噪声,可能造成听觉器官的损害,引起全身各系统,特别是中枢神经系统的伤害。热力灭菌法在使用过程中所散发的热量使供应室的工作人员长期处于高温高湿的环境中,对健康造成损害。

2. 化学因素

消毒供应室在清洗物品的过程中会接触到大量的消毒剂,对人体有一定危害。含氯消毒剂广泛应用于各级医疗机构,用于污染物品的初步处理及桌面、地面的消毒擦拭。含氯消毒剂具有腐蚀性、挥发性、刺激性,可污染消毒供应室的工作环境,高浓度消毒液溅到皮肤上会损伤皮肤,对人的眼睛、呼吸道黏膜也有刺激作用,还可以引起接触性皮炎。

3. 生物因素

医疗用品在消毒供应室进行去污、清洗、消毒和灭菌过程中和医疗废物送往医疗废物集中处理中心过程中,接触的微生物数量多、种类复杂,可引起交叉感染。这不仅仅是造成站内感染的潜在因素,也是危害消毒供应室工作人员身体健康的因素之一。由于回收的医疗物品可能带有检测不合格的血液及标本、病毒灭活耗材携带的针头等锐器和其他污染物,工作人员在收集、运输或者清洗的过程中存在因针刺损伤或接触污染血液感染乙型肝炎、丙型肝炎、艾滋病等血液传播性疾病的危险。

4. 主观因素

部分消毒供应室工作人员自我防护意识薄弱,对职业损害认识不足,工作中容易受到职业损害。

二、防范措施

1. 加强医务人员职业安全防护知识教育和培训

消毒供应室工作人员必须熟练掌握各项消毒隔离的相关知识和防护技术,加强各项规章制度的学习。强化工作人员消毒、灭菌和隔离及预防感染的意识,要定期进行安全职业知识的学习和培训,凭证上岗。

2. 建立消毒供应室工作人员健康档案

消毒供应室工作人员必须维护自身健康,不能患有急慢性传染病,每年定期进行健康查体 1 次,接种乙肝疫苗,加强职业健康教育,提高工作人员免疫力与抗病毒能力。

3. 对物理有害因素的防护

使用压力蒸汽灭菌器的工作人员需持证上岗,使用过程中严格执行操作程序,定期维护,保证各个阀门、排气管道的良好状态。灭菌程序结束后开启灭菌器门时应站在门后或者门旁,以防被灭菌器内涌出的热气烫伤。卸载物品时穿长袖工作服,戴隔热的棉纱手套,防止烫伤、划伤。消毒间安装排风扇及空调,有条件的可安装自动装载系统,这样可以等物品冷却后装载,减少烫伤机会。为将噪声降至最低,可在各类设备前安装隔音板。

4. 对化学有害因素的防护

正确合理使用含氯消毒剂,了解消毒剂的理化性质,在配制时戴口罩、手套等防护用具。盛放消毒剂的容器要配备器盖,避免消毒剂的挥发,既可以保证消毒剂的有效浓度又减少了对身体的伤害。定期通风,工作时应打开排风扇,保证室内空气流通。

5．对生物有害因素的防护

工作时要坚持戴手套,防止微生物接触传播。所有回收物品皆需严格按传染性物品处理。由专人进行回收、清洁、消毒,并做好记录。手套破了及时更换,在回收带有锐器的医疗废物时,尤其是使用过的单采耗材、病毒灭活耗材时应当特别注意,防止被刺伤,被刺伤后要马上进行正确伤口处理。建立刺伤登记制度,并定期跟踪检查。溅到脸上的污染液体和消毒液要马上用一次性吸湿材料擦拭后流水冲洗。工作结束脱去手套后也要洗手,洗手要按照本书第二章第三节医务人员"七步洗手法"认真执行。正确的洗手可有效地除去手上大部分微生物,防止感染。

6．主观因素的防护

正确认识供应室工作的重要性,定期对消毒供应室所有工作人员进行经血传播疾病及呼吸道传染病的相关知识及防范措施的学习,加强消毒、隔离知识的学习,强化新业务、新技术的学习,不断提高自身的专科理论和技术水平。

第五节　实验室人员的职业防护

众所周知,血液是很多病原体的传播载体。血站实验室工作人员由于职业的特殊性,每天要接触大量的献血者血液标本,而这些标本中含有不同种类的微生物,如细菌、病毒、寄生虫、支原体和衣原体等,这些微生物对人体都有一定的危险性。为了保护实验室人员的健康,防止污染向实验室外扩散,做好实验室人员的职业防护就非常重要。

一、危害因素

1. 被采血针头刺伤

在对献血者进行献血前初筛时,有些献血者怕痛而用力拉回自己的手,导致采血针刺伤检验人员的手;在团体采血现场,献血者人数较多时,血袋针头(没有护针帽)在采血、热合的频繁传递中被无意碰撞或采血针头放置位置不规范等原因而刺伤;采小样留样时操作不当而刺伤。

2. 接触血液使检验人员被感染

因初筛或采小样时操作不当,因热合机调试不当导致血导管热合部位渗漏,血标本试管放置时位置歪倒或打破,实验室血液标本离心时破损等原因,导致潜在感染性的血液接触到检验人员破损皮肤或黏膜。

3. 接触被血液污染的物品使检验人员被感染

台面被血液污染后未彻底清洗消毒,实验记录或实验报告没有经过消毒被带出实验室等。

4. 检验操作时形成气溶胶

检验操作过程中的各个环节都有可能产生有危害性的微生物气溶胶,如试管未带盖离心,试管开盖、加样等环节。

二、防范措施

1. 健全各项规章制度

按照《血站管理办法》《血站质量管理规范》及《血站实验室质量管理规范》的要求建立和健全各项规章制度,明确职责,使血站实验室职业防护管理工作规范化、制度化。建立部门消毒、隔离制度,防止医源性感染和致病微生物的扩散,将生物安全程序纳入实验室标准操作规范或生物安全手册。

2. 加强实验室人员职业安全防护知识教育和培训

增强实验室人员感染控制知识是安全防护管理的关键，在感染管理过程中，人是第一因素，也是最积极的因素。实验室人员职业安全防护培训教育、健全制度是避免职业伤害的必要措施。工作人员在进入实验室之前必须接受实验室安全规程、有关潜在危险知识、消毒知识及相应专业技能的培训，掌握预防暴露、识别危险因素以及暴露后安全处理流程，按照规范要求操作。工作人员必须考核合格后上岗。

3. 实验室必须配备必要的个人防护用品

个人防护用品包括实验服、隔离衣、一次性乳胶手套、防护眼镜、口罩、帽子、工作鞋等。实验室应安装感应龙头或脚踏式水龙头、干手机、洗眼器、生物安全柜和空气消毒机等。

4. 实验室分区

血站实验室建筑与设施应满足 BSL－2 级生物安全实验室的要求和检测业务的需求，布局、流程要合理有序，避免人流、物流各种交叉。实验室应设置标本接收、处理和储存区，检测作业区，试剂储存区，报告区及员工休息区等，医疗废物临时存放区必须单独设立。在清洁区和污染区之间要设立缓冲区，并有明显标识，严格规定工作人员在不同区域的着装及防护要求。

5. 强调工作中的规范操作

只有进行有关操作的工作人员才能留在实验室。工作人员进入实验室必须穿专用实验服（核酸实验室必须穿隔离衣），戴帽子、口罩和乳胶手套，穿实验专用鞋。皮肤有破损的，做好必要的防护措施后方可进入实验室。实验中必须遵循标准操作规程,养成良好的安全实验操作习惯。血液标本应留取在真空采血管内,用安全防漏的容器运输,接收标本应检查有无渗漏并做好记录。为了防止气溶胶污染,应在生物安全柜内开启真空采血管盖子,有条件的可采用全自动开盖机。最好采用全自动加样器加样,同时用密闭的全自动酶标仪进行后处理。如用手工法,加样及洗板过程中必须戴防护眼镜,孵育过程中必须贴封口胶带。废弃的标本应收集在密闭的容器内高压灭菌后再按医疗废物出实验室处理。实验试剂中的阴性对照、阳性对照及质控血清应按传染性物质对待和处理。试验结束后脱掉防护服,用肥皂和流水彻底洗净双手后才能离开实验室。

6．实验室的消毒

臭氧和紫外线对工作环境都具有较好的消毒作用,工作过程中实验室空气的消毒可采用空气消毒机进行动态消毒(紫外线)。每次工作结束后用 2 000 mg/L 含氯消毒剂或 0.2% 过氧乙酸擦拭物体表面,如桌、椅、各种台面等,不同区域的抹布分别使用,不能混用。最大限度地杀灭环境中的感染性病原体,减少病原体与工作人员的接触。

第六节　成分制备及血库人员的职业防护

成分制备是血站集中制备采集后血液的场所,所制备的血液都是未经检验的待检血,而血库是血站成品血液的集中存放地,同时也是血液集中发放的场所。血库担负着血液成品化后的包装、装箱、运输,因科室设置的不同,有的血站的血库还担负着不合格血液的报废、处理等工作。不合格血液包括破袋、脂肪血、少量血、多量血、检测不合格的血液等,这些制品一旦处理不当,会造成严重的职业损害。

一、危害因素

1.直接接触血液

成分制备及血库工作人员最常碰到的危险因素是直接接触血液被血液污染,常见于血浆病毒灭活耗材穿刺连接环节,离心时血液渗漏及血袋破袋,滤白过滤时滤器渗漏、热合喷溅、断开热合口时血液喷溅到工作人员身上、台面、地面等。

2.噪声污染

成分制备场所及血库集中放置大量的血液储存设备及冷链设备,常见的有大型冷冻离心机、滤白柜、血浆病毒灭活柜、血小板震荡仪、冰箱、低温冰柜等,这些设备在工作的时候产生大量的噪声污染。这种影响长期以来一直存在,且随着新技术的引进,新设备的增加,噪声污染日益严重。长期在噪音下工作容易引起疲劳、烦躁、头痛和听力下降等。

3.化学品损伤

实验室经常使用高效化学消毒剂及其他化学试剂,如果使用不当,产生的有害物质对人体会造成一定损伤。

4.社会心理危险因素

为了保障临床用血,血库一般都是要保证 24 h 不间断工作,成分制备也要保证 24 h 全天候应班制度,工作责任性大,生活不规律,精神高度紧张,在这种身心疲惫的情况下容易发生职业暴露。

二、防护措施

1. 树立职业安全意识

以制度保障为前提，专人专岗，通过定期对工作人员进行安全防护知识的培训，将遵守安全操作程序、标准规程和消毒管理规范贯穿于工作的始终，增强工作人员的防护意识，树立预防为主的观念。

2. 减少血液污染，降低污染的机会

①严格血袋的使用前检查，避免血液报废和职业暴露。②减少热合破损。热合时操作者双手固定在热合点的两端，使双手间的血导管产生一定的收缩力。热合时管路有水渍时一定要擦干（有水渍时容易出现热合不成功、断裂、泄漏）。做好热合机的日常维护，热合口有水渍或污垢要及时用酒精消毒并擦拭干燥，保证热合效果。③避免开放性操作。洗涤红细胞、分袋红细胞、冰冻解冻红细胞制备时尽量采用无菌接驳机，既可以保障血液质量，又能有效降低职业暴露的机会。④血液运输采用专业的血液运输箱，要有防撞防震设施，血液装箱时严禁挤压，不同的血液制品分别装箱。⑤拿取、运输血浆制品时要轻拿轻放，防止血浆破袋。

3. 改用相对安全的制备方式

采用无菌接管机或联袋制备取代净化台下穿刺连接耗材的制备方式，可从源头上杜绝成分血手工制备人员针头刺伤的发生。

4. 专人处理报废血液制品

检测不合格的血液由血库人员集中报废。此类血液大多是乙肝、丙肝、艾滋病等病毒传染性指标检测反应阳性，一旦处理不当极易发生职业暴露,因此必须由专人处理此类血液制品。暂存检测不合格血液制剂的容器要上锁。

5. 采取积极预防控制措施

保障充足的防护和紧急处理用品,保证用品的有效性和适应性。工作人员工作时应按规定正确穿戴工作服、手套、口罩,热合人员如有必要还必须戴好眼罩。工作时若是手套污染、破损,衣服被血液污染要及时更换。手部皮肤破损应戴双层手套。皮肤被血液污染用消毒液浸泡,血液喷溅眼部立即用冲眼器反复冲洗,避免搓揉。工作结束后要对手部进行消毒和清洗。

6. 科学规划科室建设,合理改善工作环境

血站在购置设备时,不仅要考察其性能的优劣,还要考虑其对工作环境带来的污染,是否损害成分制备及血库人员的健康。成分制备及血库规划建设时应尽可能在空间上将噪声污染大的设备与人员隔离,或安装消音设备。尽可能选用分体式冷链设备,即把制冷压缩机与储存设备分开,减少室内噪声污染和散热。

参考文献

1. 中华人民共和国卫生部. 血站质量管理规范[Z],2006.

2. 中华人民共和国卫生部. 医院消毒卫生标准[Z],2012.

3. 倪语星,张祎博,糜琛蓉. 医院感染防控与管理[M]. 北京:科学出版社,2016.

4. 江智霞,张咏梅,酒井顺子,等. 医疗锐器容器放置位

置对其易接性和易见性的影响[J].中华医院感染学杂志，
2008,18(5):690-692.

5. Nagao Y，Baba H，Torii K，et al. A long-term study of sharps injuries among health care workers inJapan [J]. Am J Infect Control，2007,35(6):407-411.

6. Gershon R R，Pearson J M，Sherman M F，et al. The prevalence and risk factors for percutaneous injuries in registered nurses in the home health care sector[J]. Am J Infect Control，2009,37(7):525-533.

7. CDC. Safety and Supportive Care in the Work Environment [EB/OL]. （2004-07-30）http://www. cdc. gov/global-aids/Resources/pmtct-care/docs/PM/Module_8PM. pdf.

8. 乔建华.医务人员血源性职业暴露风险的防范与对策 [J].中华医院感染学杂志,2009(3):312-313.

9. 中华人民共和国卫生部.医务人员艾滋病病毒职业暴露防护工作指导原则[Z],2004.

10. 中华人民共和国卫生部.血源性病原体接触防护原则[Z],2009.

11. 王焕强,张敏,李涛.澳大利亚《肝炎和艾滋病病毒（血源性）职业暴露防止管理办法》简介[J].中华劳动卫生职业病杂志,2006,24(10):637-638.

12. 孙家志,龙建英.血站感染管理存在问题及对策[J].中华医院感染学杂志,2011,21(17):3678-3679

13. 廖益路,胡颖.血站采血护士职业暴露与防护[J].中国感染控制杂志,2011,10(4):304-305.

第八章
职业暴露后的处理

第一节 暴露后的应急处理与报告制度

一、暴露后的应急处理

发生血源性暴露后应立即进行局部处理,包括以下措施:

1. 用肥皂液和流动水彻底清洗被污染的皮肤,用清水、生理盐水或无菌液反复冲洗被污染的黏膜(口腔、鼻腔、眼睛)。这是清除污染源、阻断接触的基本措施。

2. 如有伤口,应当在伤口旁端由近心端向远心端轻轻挤压,尽可能挤出损伤处的血液,再用肥皂水和流动水进行冲洗,以尽可能清除污染源。禁止进行伤口的局部挤压和吮吸,吮吸相当于黏膜暴露,没有证据支持挤压伤口可以预防 HIV 感染。

3. 受伤部位的伤口冲洗后,应当用消毒液如 75% 乙醇或者 0.5% 聚维酮碘进行消毒,并包扎伤口。美国疾病预防控制中心(Centers for Disease Control,CDC)预防 HIV 职业暴露指南不建议采用消毒剂,认为没有科学依据,但应用并无禁忌。

二、报告制度

发生职业暴露后，暴露者应立即报告，以获得进一步的应急处理。血站应建立相应的应急机制，让暴露者在非工作时间也能得到及时的报告和处理。报告的内容包括职业暴露发生的时间、地点及经过，暴露方式，暴露的具体部位及损伤程度，暴露源种类，紧急处理的方法等。血站应指定有相关经验的人员负责暴露后的处理和建议。

第二节　HIV 暴露后的预防措施

鉴于 HIV 暴露后感染的风险，工作人员发生 HIV 职业暴露后，血站应当根据现有信息评估被感染的风险，包括源患者的液体类型、职业暴露类型和持续时间等，以对其暴露的级别和暴露源的病毒载量水平进行评估和确定，进一步决定是否需要进行预防性用药及采取何种预防方案。必要时邀请本省或国家艾滋病专家参加分析和评估。正确的资料收集是决定和启动 HIV PEP 的基础。如果暴露的工作人员曾穿戴个人防护用品而且受伤不明显或没有受伤，即使来源是高滴度 HIV，也不需要 PEP。另一方面，如果伤口深并且源患者不仅 HIV 阳性而且还有一个新的耐药基因型，那么不仅需要 HIV PEP，而且必须使用有效的抗病毒药。

一、暴露源的评估

1. 液体类型

感染的危险性依次为 HIV 培养物、HIV 阳性患者的体液、血性液体，汗液没有危险性。

2. 源患者

病毒培养、已知 HIV 阳性、可能 HIV 阳性（即出现与血清转化一致的一些症状，但还没有出现 HIV 抗体，这种患者血浆病毒载量实际上比 HIV 阳性患者高）、HIV 状况不清或来源不清。

国外资料显示用暴露源病毒载量代替病毒滴度来评估感染危险性的方法还没有建立。血浆病毒载量仅仅反映了外周血中游离病毒的水平，近期感染的细胞可能在没有病毒血症的情况下已传播感染。尽管低病毒载量（如 <1 500 RNA copies/mL）或者低于检测限往往意味着低水平的暴露，但不能排除感染的可能性。

如果污染物来源明确，可以对已知源患者进行艾滋病病毒或 HIV 抗体检测（建议用快速抗体测试法）。如果暴露源有急性 HIV 综合征的症状，应同时检测病毒载量。如果患者不方便检测，则可以依据临床症状、高危行为史作为临床诊断。要遵循知情同意和保密的原则。

如果污染物来源不明确，可参考暴露地点患者感染经血传播病毒的概率，如该区域的感染率。

二、对暴露者的评估

1. 暴露类型

暴露类型皮肤损伤、黏膜暴露、皮肤连续性破坏、咬伤致血液暴露。

2. 经皮肤损伤

与皮肤损伤有关的因素：器械是空心还是实心（目前，还没有实心或缝合针刺伤后发生血清 HIV 转化的报道）、器械的口径(研究表明所有 HIV PEP 失败者都是暴露于大口径、空心针情况下,表明容量是关键)、受伤的深度(是擦伤还是 0.5～2 cm 的刺伤)。

3. 黏膜、皮肤暴露、喷溅或叮咬:暴露量(几滴还是大量)、暴露于黏膜组织或开放性伤口、暴露持续时间(<5 min 还是>5 min)、物品(防水纸制防护服)。

4. 受伤时个体防护用品的穿戴及装置状况:已有证据证明当一只戴手套的手受伤时,通过伤口传播的血量可以减少 50% 以上。有些情况下,锐器可刺透针织和纤维类材质。

5. 暴露者的易感性:HIV 基线情况(尽快检测抗- HIV,最好在 72 h 内)、HBV 接种及抗体反应、以前的 HIV 抗体检测情况、相关病史及用药情况、是否妊娠或哺乳。

美国 CDC 根据暴露途径和暴露源 HIV 感染状态来评估暴露者感染的危险性和需要采取的预防措施。

三、暴露后的预防措施

目前 HIV 治疗只有用抗逆转录病毒药物,没有专门用于 HIV PEP 的药物,也没有预防 HIV 的疫苗,只能根据情况选用经批准的 HIV 治疗用药作为 HIV 职业暴露后的预防用药。

四、暴露后的咨询与随访

工作人员发生 HIV 职业暴露后,血站应当给予后续的咨询与随访,包括心理咨询。

(一)HIV 抗原抗体的检测

HIV 检测应当在征得被检测人员同意后,由有资质的人员进行检测,应严格保密信息。

人体感染 HIV 后,一般需要 2～3 周,最长 6 周左右可在血液中检测到 HIV 抗体或者 HIV 抗原。从感染 HIV 到机体产生抗体的这一段时间称为"窗口期"。在此期间感染者体内已经有大量的病毒核酸和抗原,可通过检测病毒载量或抗原确定早期感染。虽然没有资料表明有病例发生窗口期 HIV 感染,但感染 HIV 的个体在窗口期内同样具有传染性。随着艾滋病检测技术的不断发展,就目前广泛采用的第三代双抗原夹心法和酶联法以及化学发光法等检测手段而言,艾滋病的窗口期可以缩短到 14～21 天。

95％以上感染患者会在 6 个月内出现血清转化。HIV 暴露者发生血清转化的中位数为 55(23～100)天,影响血清转化发生的因素包括暴露的血液量、刺伤时患者的病毒载量、暴露评估的时间、治疗开始的时间、PEP 持续时间、药物治疗的耐受性以及一些尚没有证据但在 HIV 致病机制明显起作用的因素,如合胞体形成病毒、宿主对 HIV 以及药物治疗的应答、抗逆转录病毒药物代谢机制等。

除对暴露的工作人员应进行 HIV 检测之外,应该建议并且要求暴露源患者进行 HIV 检测。如果暴露源检测阴性,只要不是临床高度怀疑为急性的 HIV 血清转化反应,暴露的工作人员就不必做进一步检测。

（二）观察和记录 HIV 感染的早期症状

发生 HIV 感染后,感染时程分为急性期、潜伏期或无症状期、发病期。基于对 HIV 窗口期和感染时程尤其是急性期的认识,工作人员暴露后应当接受暴露时的基线水平和至少 6 个月(暴露后的第 4 周、第 8 周、第 12 周及 6 个月时)的

HIV 抗体追踪检测,有条件时,可以采用核酸检测和病毒分离等进行早期诊断。

如果发生急性感染症状,要进行医学评估。急性症状反复出现,应开展 HIV 抗体检测,有条件可以查 HIV 病毒载量或抗原。一旦确诊为 HIV 感染,感染者应当接受 HIV 专业治疗。

(三)暴露者应采取预防措施防止随访期间的再次传染

暴露者不要献血、血浆、器官、组织或精子,不要共用针具,在生活中避免与他人有血液或感染性体液的暴露,性交时使用安全套,育龄妇女暂缓怀孕,孕妇应根据危险性评估的结果决定是否终止妊娠,哺乳期女性应中断母乳喂养改用人工喂养等。

因职业暴露后 HIV 感染率一般较低(0.3%),如果工作人员的血清 HIV 抗体阳转已证实,可考虑调整工作。对于HIV 感染的工作人员,一般不进行侵入性操作。如确需进行,应咨询 HIV 感染控制专家哪些操作可以做并考虑其技能熟练程度,同时坚持标准隔离预防的原则。

当源患者混合感染 HIV 和 HCV 而暴露者在暴露后感染了 HCV 时,应当将随访时间延长至 12 个月。如暴露源是HIV 和 HCV 的混合感染但没有 HCV 血清学改变,或暴露者有急性感染抗体产生障碍的历史等情况时,还不能确定是否需要延长随访时间。虽有报道存在迟发性 HIV 血清学改变的情况,但一般不必延长随访时间,以免增加暴露者心理负担。暴露者的指导医师要根据自己的临床经验来决定是否存在需要延长随访的特殊情况,一般不建议对暴露后工作人员常规做 HIV P24 抗原分析或 HIV 核糖核酸测定等直接的病毒分析来检测 HIV 感染。尽管直接病毒分析比抗体酶联免疫分析可以早几天检测到 HIV 感染,但暴露后发生血清学改变的概率很低,这种测试成本昂贵且可能出现假阳性,同时会导致暴露者不必要的焦虑和过度治疗。

第三节　HBV 和 HCV 暴露后的预防措施

一、HBV 暴露后的预防措施

在 HBV 暴露后进行预防措施前,首先必须评价是否真正接触血液或体液,是否存在感染风险。如果接触完整的皮肤,则不需要进行预防,只有接触损伤的皮肤或者发生锐器伤,并且接触量比较大时,才建议实施预防措施。报道显示在未注射过疫苗的情况下,一次 HBV 锐器伤后感染风险为 30%。HBV 疫苗对乙肝的预防有显著的效果。2008 年 Poorolajal 等利用 Meta 分析了 34 个队列的 9 356 个案例,发现乙肝疫苗可以有效降低乙肝感染率,在初次接种乙肝疫苗 5～20 年后,乙肝累积发病率为 0.7%。HBV 阳性产妇所生育的婴儿在出生 12～24 h 内给予接种 HBV 疫苗和 HBIG,可以降低 89%～98% 婴儿感染急慢性 HBV 的概率。

Sanchez-Fueyo 等研究发现,在使用 1～2 次双倍剂量乙肝疫苗后加 HBIG,可以有效提高产生 HBV 免疫性的概率,82% 的干预人群产生了对 HBV 的免疫力。

口服左旋咪唑可以增加肾病患者乙肝疫苗的应答率。Alavian 等分析发现对于晚期肾病患者,为预防乙肝感染,可以在接种乙肝疫苗的基础上口服左旋咪唑,其可作为佐剂增加对乙肝疫苗的应答。

疫苗可以有效预防职业暴露后 HBV 感染。《血站质量管理规范》要求对从事采血、血液成分制备、供血等岗位的员工,在征得本人同意后,免费对 HBsAg 阴性者接种乙肝疫苗。美国护士联盟(ANA)发布的《预防针刺伤指南》中提到,自 1991 年美国要求对接触血源性病原体的医务人员接种乙肝疫苗以来,美国医务人员每年感染乙肝的人数已从 17 000 人降至 400 人,并且还在持续下降。因此 ANA 强烈推荐所有的医务人员注射乙肝疫苗。2005 年 Chen 等的综述显示,乙肝疫苗或重组疫苗能显著防止发生乙肝感染,但乙肝疫苗对保护乙肝突变病毒引起的医务人员感染情况尚不明确。但也不推荐对所有人普遍接种乙肝疫苗,Mathew 等收集了 2007 年 5 月之前 HBV 疫苗研究临床实验结果,不建议对无 HBV 职业暴露的人群接种乙肝疫苗,认为效果不明显。

不必对所有 HBV 职业暴露的工作人员进行乙肝疫苗接种和免疫球蛋白治疗,而是需要评价其暴露级别,根据级别来决定是否应给予检测和预防用药。

二、HCV 暴露后的预防措施

Yazdanpanah 等研究表明,发生锐器伤等职业暴露后,大量的血液暴露以及高滴度 HCV 暴露源会增加感染 HCV 的危险。

(一)加强 HCV 暴露后的追踪

含 HCV 的血液和体液导致锐器伤后,虽然无有效的预防手段,但仍需跟踪随访,如后期发现暴露者有 HCV 感染,可以检测其是否和锐器伤有关。工作人员在发生 HCV 血源性感染职业暴露后,应尽早检测 HCV RNA,对于后期预防有很好的成本效益。

目前法国推荐在发生 HCV 职业暴露后于 1、3、6 月检测 HCV 抗体和 ALT 活性。欧洲推荐每个月监测 ALT，持续 4 个月，在第 6 个月时检测 HCV 抗体。美国推荐的基本检测方法是检测基线水平和第 6 个月时检测 HCV 抗体和 ALT 活性。研究发现，HCV 暴露后感染的风险仅有 0.5%。

对暴露于 HCV 的工作人员，应尽早检测 HCV RNA 确定其是否被感染，降低发展为慢性丙肝的风险。

（二）HCV 暴露后预防用药

目前还没有可预防丙肝的有效疫苗，循证医学证据不推荐采用免疫球蛋白和抗病毒药物对暴露于 HCV 阳性血液的人员进行暴露后预防。2003 年在美国《临床病毒学杂志》上发表的《预防 HBV 和 HCV 从医务人员传播到患者的指南》中提到，不建议对医务人员进行常规筛查来确定其是否感染 HCV。目前为止仅有极少数报告发现有医务人员导致患者感染 HCV 的报告，说明其传播性不大。

Jadoul 等研究显示，预防措施不能很好地降低 HCV 的感染，但加强标准预防可以降低传播的概率。Krawczynski 等的动物实验表明，暴露 HCV 后注射丙肝免疫球蛋白虽然能显著延长急性 HCV 的潜伏期，但并不能阻止 HCV 感染。Deuffic-Burban 等认为，尽管 HCV 暴露后没有有效的预防措施，但应尽早识别是否感染，以便尽早开始治疗。

（三）HCV 职业暴露者不需要限制其行为

工作人员在发生 HCV 职业暴露后，不需要预防其二次传播，不必对其工作进行限制，不需要限制其性行为和改变怀孕计划等。

第四节 其他血源性病原体暴露后的预防措施

一、梅毒

梅毒暴露发生后,应及时进行有效的评估,情况严重时可以预防性给予青霉素治疗和跟踪随访。对暴露源进行 VDRL 和 TPHA 检测,如果 VDRL(+)和 TPHA≥1:320 时,建议暴露者到感染科追踪治疗,1 年内无症状发生者可以停止追踪。

二、疟疾

疟疾是由于疟原虫在红细胞内进行裂体增殖与破坏,导致全身与局部循环改变及机体免疫反应,造成脑、肝、脾、肾、肺等多脏器损害,出现寒战、高热和大汗,常伴有剧烈头痛、极度衰弱、全身肌肉酸痛和消化道症状,以及贫血和肝脾肿大等一系列临床表现,是一种严重危害人类健康的虫媒传染病。目前流行于 100 多个国家,近 50% 的世界人口面临感染疟疾的危险。每年至少有 3 亿人感染疟疾,其中约 300 万人死亡,大多数为儿童和孕妇。据 WHO 报道,2008 年全球约有 2.43 亿疟疾临床病例,86.3 万人因疟疾死亡。从 20 世纪 70 年代开始,全球疟疾年死亡人数呈直线上升趋势。目前主要研究的疟疾疫苗有红前期疟疾疫苗、红内期疟疾疫苗和传播阻断型疟疾疫苗三大类。

通过研究发现恶性疟疾的职业暴露可能比 HIV 或 HCV

的职业暴露更容易传播,非免疫医护人员确诊的疟疾可能是致命的。

三、朊毒体

朊毒体是一种与传统病原微生物完全不一样的致病因子,其化学本质是细胞表面糖蛋白-朊蛋白三维构象变构而成,具有蛋白酶抗性,迄今尚未发现其具有核酸成分,是一种具有致死性传染力的蛋白质。朊毒体可通过消化道、血液、神经系统、医源性等多种途径传播。污染的动物(人)源性生物制品、外科手术、注射均可致医源性传播。携带朊毒体的动物食品、药品、化妆品都存在传播朊毒体的可能。

克雅病是一种由朊毒体感染引起的疾病,虽然目前还没有人与人之间因输血而传染克雅病的证据,但是动物实验已证明,由朊毒体引起的克雅病等相关疾病可以通过输血传播。在加拿大,已经有因使用由克雅病患者的血液提纯的白蛋白而感染克雅病的个例报道。根据现有证据,即使朊毒体相关疾病通过职业暴露传播的危险性存在,概率也很低。

四、庚型肝炎病毒(HGV)

HGV 是黄病毒科的 RNA 病毒,感染呈全球范围分布,人群携带率高,感染后无明显的肝功能损害。同时,庚型肝炎和 HIV 共感染的现象较常见。研究表明医务人员发生HGV 职业暴露的概率较低,但通过针刺伤确实可以传播HGV,应引起广大医务人员的重视。

第五节　预防接种

处于血站环境中的工作人员,比普通人更容易接触到病原微生物,特别是在血液采集、分离、检测、包装、医疗废物处理过程中,都容易发生职业暴露。因此我们在做好血站预防感染措施的同时,应对血站工作人员进行疫苗接种。

一、乙肝

(一)接种人群

国家卫计委 2010 年对《血站质量管理规范》"8.4"条进行修订,规定对从事采血、血液成分制备、供血等业务工作的员工,应当每年进行一次经血传播病原体感染情况的检测。对乙型肝炎病毒表面抗体阴性者,征得本人同意后,免费进行乙型肝炎病毒疫苗接种。未接种和未完全正规接种全部 3 次或 3 次正规接种未产生有效抗体的上述血站员工,以及清洁工作人员,建议再次接种乙肝疫苗。

(二)抗体水平检测

对于所有已按规则接种完 3 剂疫苗的高危人群,应进行抗体监测,作为疫苗再注射和职业暴露的预防依据。抗体监测时间在最后一次注射乙肝疫苗后的 1～2 个月,抗-HBs≥10 mIU/mL 被认为是对 HBV 有免疫的人员,每一位进行疫苗接种的人员都应进行抗体的监测,并记录所有数据。对 HBV 有免疫的人员可以抗 HBV 感染,机体有长期的保护,不需要进一步地定期测试、评估抗-HBs 水平。对于公共卫生保洁人员以及不和血液直接发生接触的人员,进行抗体的监测似乎不经济。但对这类人员发生暴露以后,建议立即做抗体水平检测,作为下一步处理的根据。

对于已完成 3 剂疫苗接种的高危人员,如其抗-HBs<10 mIU/mL,应再进行一次完整的 3 剂疫苗注射。如果完成接种后抗-HBs 仍然低于 10 mIU/mL,则应该检测 HBsAg 以及抗-HBc 以确定是否有乙肝感染。对确定没有 HBV 感染人员,应该将其作为乙肝高危感染人群,给予预防暴露的培训并配备 HBIG,在发生可疑血液职业暴露后进行注射。应该对抗-HBc 检测结果确定有乙肝感染的人员进行防止 HBV 传染给他人的相关教育和提供辅导,并作进一步评估(HBV 载量检测),以及适当的护理、治疗和其他措施。

二、丙肝

目前尚无有效的疫苗可以预防丙肝。

三、HIV

由于 HIV 的多样性、免疫逃避能力以及缺乏合适的动物模型测试疫苗的效果,目前尚无成熟、安全有效的 HIV 疫苗投入临床使用。

第六节　锐器盒的使用规范

一、锐器盒的选用

1. 应根据实际操作所使用的锐器大小选择合适的锐器盒,确保锐器可以完整放入。

2. 锐器盒应符合以下要求:耐用、防穿刺、防渗漏,不会被内装的针头、玻璃碎片等刺穿。

3. 所选用的锐器盒为整体黄色。

4. 锐器盒外表面印刷有医疗废物警示标识。

二、锐器盒的使用

1. 锐器盒组装正确,盖子严密。

2. 锐器盒尽可能放在靠近工作场所的醒目位置,方便安全使用。

3. 锐器盒放置在工作人员随手可及的位置,不需要二次分拣后放入。

4. 可移动式的锐器盒放在人体腰部高的位置为宜。

5. 工作人员操作完毕后锐器直接放入锐器盒,从操作完毕到放入锐器盒的间隔时间越短,越能有效避免针刺伤。

6. 锐器盒不要放于工作车底层,如工作人员弯腰放入锐器,视线容易被遮挡,导致在放入过程中被刺伤。

7. 锐器盒不能放在地上或较高物体的表面,或是儿童和意识不清患者能拿到的地方。

8. 应指定专门人员负责对锐器盒使用情况进行常规检查,确保在利器装满到锐器盒标记线之前更换,禁止锐器溢出。

9. 禁止非锐器类的废物放入锐器盒。

10. 在使用新品种的锐器盒前,锐器盒的生产商和血站宜共同合作,对员工进行如何使用锐器盒的培训,并将其纳入年度预防锐器伤的培训中。

三、锐器盒的更换与移出

1. 锐器盒禁止装满。锐器到达标记线时更换锐器盒,满3/4时应该更换。

2. 确保锐器盒在丢弃前已经关闭并锁好,不能被再打开,标签填写完整。

3. 使用后的锐器盒由运送人从医疗废物产生地按照规定的时间和路线送至血站内部暂存库。

4. 锐器盒在暂存库应有专人管理。

5. 不要为了预防渗漏,把锐器盒放在黄色袋子里丢弃。

6. 锐器盒移出前如有发生穿透或泄漏的情况,应将其放入第二层容器中,第二层容器的要求同第一层容器。

7. 不能徒手打开、清空或清洗重复使用锐器盒,避免引起操作者的皮肤损伤。

8. 锐器盒移出存放区时或更换时应先盖好容器,防止在处理、储存和运输过程中发生内容物溢出和外露。

第七节　预防职业暴露的安全工作实践

一、在涉及针或其他锐器的操作开始之前

1. 应确保执行操作所必需的设备在伸手可及的范围内。

2. 充分评估工作环境,有足够的照明和空间来执行操作。

3. 确定锐器盒的位置,如果是可移动的,应尽量靠近使用点,以便立即处置锐器。

二、在涉及针或其他锐器的操作过程中

1. 保持视觉与操作地点和锐器位置接触。

2. 当处理裸露锐器时应知悉周围环境中的其他人员,以免误伤。

3. 工作人员之间不要用手传递、接触锐器,可通过预定的中间区或托盘用于放置和取回使用的锐器。当锐器被放置在中间区时应口头通知。

4. 避免回套针帽,如必须回套,应使用单手技术或固定装置。

三、处置期间

1. 目测检查锐器盒有无溢出。

2. 确保正在使用的锐器盒足以容纳整个锐器。

3. 避免徒手关闭和开启锐器盒,切勿将手或手指放入锐器盒内。

4. 当处理锐器时,应保持双手在锐器尖端之后。

5. 如果处置针头与连接管,应防止管道反冲导致伤害。

四、处置后

1. 搬运之前目测检查,清除溢出的锐器盒。

2. 如果锐器盒满溢,应更换新的锐器盒,并用镊子或钳子取出凸出的锐器,将其放置在新的锐器盒内。

3. 检查锐器盒外有无锐器凸出,如有应排除危害。

4. 保持锐器盒在安全的区域等待最终的处置。

五、处置不当锐器

1. 如在工作环境中遇到处置不当的锐器应仔细、小心处理,任何时候都保持双手在锐器之后。

2. 如果不能用手安全拾取,应使用机械设备。

六、安全器具的使用

血站应尽量使用安全器具降低职业暴露的风险。安全器具是指通过安全性设施将锐器变为使用后屏蔽锐器或者没有锐器的装置。如使用带滑帽的注射器来屏蔽针头,使用可以回缩进针筒的注射器、套帽,用塑料毛细管替代玻璃毛细管等。

采血过程在国际上被认为是最具职业暴露风险的操作,安全性采血器具设计的目的在于杜绝污染采血针头的裸露,保证采集的血液处于密闭状态。血站使用的安全器具主要有安全型静脉采血针和持针器、真空采血管、安全型献血采血器、安全型血液运送装置和安全型塑料真空血液收集管。常用的采血针和注射器见图 8-1 至图 8-5。

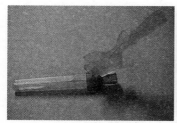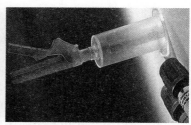

图 8-1　安全型静脉采血针

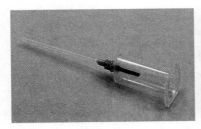
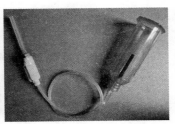

图 8-2　持针器

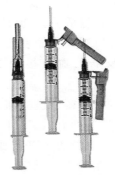

图 8-3　带针尖防护装置的安全注射器

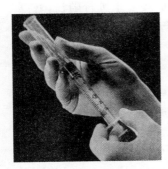
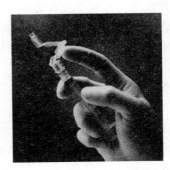

图 8-4　双手启动带外套的注射器　　图 8-5　单手启动带针尖帽的注射器

155

七、小结

大量的研究证据表明,预防锐器伤最主要的措施是消除不必要的注射以及消除不必要的锐器,使用无针系统和有刺伤防护装置设计的锐器,可以预防 62%～88% 的锐器伤发生。联合国在关于员工教育和操作行为控制中要求禁止双手回套针帽、及时处置锐器等,可以降低 90% 以上的锐器伤。血站工作人员在工作中应根据可能产生血液暴露的风险,选择合适的个人防护用品,包括手套、护目镜、面罩、隔离衣等。研究显示,使用手套可以减少锐器表面 46%～86% 的血液,操作中戴手套可使皮肤的血液接触率从 11.2% 降低到 1.3%。

在发生职业暴露后,暴露者应立即冲洗伤口,但没有证据显示使用消毒剂或抗菌剂有效。同时评估暴露源的情况和暴露者的情况,选择适当的 PEP。如暴露于 HBV 后应 24 h 内注射 HBIG 和乙肝疫苗。暴露于 HIV 后应适当使用基本用药或强化用药程序。但是暴露于 HCV 后不推荐使用抗病毒治疗或免疫球蛋白。暴露后应按要求进行随访,暴露者在被暴露期应避免怀孕、献血等可能引起二次传播的措施。

参考文献

1. Association A N. Needlestick Prevention Guide [S], 2002.

2. CDC. Updated U. S. Public Health Service Guidelines for the Management of Occupational Exposures to HIV

and Recommendations for Postexposure Prophylaxis [S]，2005.

3. 陈宝勤，傅建国，王小燕.临床护士执业安全防护用具的使用调查与分析[J].中华医院感染学杂志，2009，19(17)：2282-2284.

4. Yacoub R，Al A R，Moukeh G，et al. Hepatitis B vaccination status and needlestick injuries among healthcare workers inSyria [J]. J Glob Infect Dis，2010，2(1)：28-34.

5. 中华人民共和国卫生部.医务人员艾滋病病毒执业暴露防护工作指导原则[Z]，2004.

6. 中华人民共和国卫生部.血源性病原体职业接触防护原则[Z]，2009.

7. 徐秀华，黄勋.医务人员医院感染的预防与控制[M].长沙：湖南科学技术出版社，2003.

8. CDC. Updated U. S. Public Health Service Guidelines for the Management of Occupational Exposures to HBV，HCV，and HIV and Recommendations for Postexposure Prophylaxis [S]，2001.

9. U. S. CDC. Exposure to Blood：What Healthcare Personnel Need to Know [EB/OL]. http://www.cdc.gov/ncidod/hip.

10. 王焕强，张敏，李涛.澳大利亚《肝炎和艾滋病病毒(血源性)职业暴露防治管理办法》简介[J].中华劳动卫生职业病杂志，2006，24(10)：637-638.

11. 中华人民共和国卫生部.关于推荐《艾滋病诊疗指南》、《中医药治疗艾滋病临床技术方案(试行)》的通知

[S]，2005.

12. Horsburgh C J，Ou C Y，Jason J，et al. Duration of human immunodeficiency virus infection before detection of antibody [J]. Lancet，1989,2(8664):637-640.

13. Busch M P，Satten G A. Time course of viremia and antibody seroconversion following human immunodeficiency virus exposure[J]. Am J Med，1997,102(5B):117-126.

14. Roland M E，Elbeik T A，Kahn J O,et al. HIV RNA testing in the context of nonoccupational postexposure prophylaxis[J]. J Infect Dis，2004,190(3):598-604.

15. Greenberg D P. Pediatric experience with recombinant hepatitis B vaccines and relevant safety and immunogenicity studies [J]. Pediatr Infect Dis J，1993,12(5):438-445.

16. Sanchez-Fueyo A，Rimola A，Grande L，et al. Hepatitis B immunoglobulin discontinuation followed by hepatitis B virus vaccination：A new strategy in the prophylaxis of hepatitis B virus recurrence after liver transplantation [J]. Hepatology，2000,31(2):496-501.

17. Alavian S M，Tabatabaei S V. Effects of oral levamisole as an adjuvant to hepatitis B vaccine in adults with end-stage renal disease：a meta-analysis of controlled clinical trials[J]. Clin Ther，2010,32(1):1-10.

18. Mathew J L，El D R，Mathew P J，et al. Hepatitis Bimmunization in persons not previously exposed to hepatitis B or with unknown exposure status[J]. Cochrane Database Syst Rev，2008(3):D6481.

19. Yazdanpanah Y，De Carli G，Migueres B，et al. Risk factors for hepatitis C virus transmission to Health Care Workers after occupational exposure：a European case-control study[J]. Rev Epidemiol Sante Publique，2006，54 (1):1S-23S.

20. 医疗人员安全卫生中心.针扎与血液暴触后建议追踪处理流程[Z],2008.

21. Snow R，Guerm C，Noor A M. The global distribution of clinical episodes of Plasmodium faleiparum malaria [J]. Nature，2005,434(7030):214-217.

22. WHO. WEO Expe～Committee on Malaria[J]. World Health Organ Tech Rep Ser，2000,892:1-74.

23. 李忠云,李兴发.朊毒体与朊毒体病的研究进展[J]. 预防医学情报杂志,2005,21(2):160-163.

24. Ricketts M N，Cashman N R，Stratton E E，et al. Is Creutzfeldt-Jakob disease transmitted in blood? [J]. Emerg Infect Dis，1997,3(2):155-163.

附录1 HBV、HCV、HIV 职业暴露后处理流程

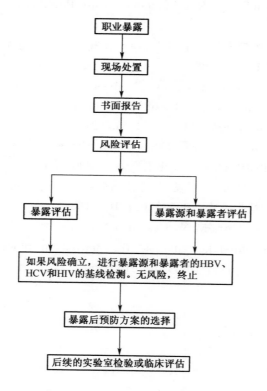

注：如果暴露者有 HBV 抗体或对 HBV 具有先天性免疫力，乙肝表面抗原的检测试验可以省略。

附录2 HIV暴露后的预防处置流程

发生HIV暴露后应立即进行预防处置和报告。启动暴露后的评估和预防程序,可按下列程序遵照执行:

一、应急处置

1. 用肥皂液和流动水彻底清洗被污染的皮肤,用清水、生理盐水或无菌液反复冲洗被污染的黏膜(口腔、鼻腔、眼睛)。

2. 如有伤口,在伤口旁端由近心端向远心端轻轻挤压,尽可能挤出损伤处的血液,再用肥皂水和流动水进行冲洗,禁止进行伤口的局部挤压和吮吸。

3. 受伤部位的伤口冲洗后,用消毒液如75％乙醇或者0.5％聚维酮碘进行消毒,并包扎伤口。

二、报告

立即向主管者或主管部门(科室负责人、主管部门领导、血站感染管理科、血站感染管理委员会)报告。

三、登记

填写血源性病原体职业接触登记表。

四、职业暴露分级

1. 发生以下情况时,定为一级暴露:

(1)暴露源为体液、血液或者含有体液、血液的医疗器械物品。

(2)暴露类型为暴露源沾染了有损伤的皮肤或黏膜,暴露量小且暴露时间较短。

2. 发生以下情况时,定为二级暴露:

(1)暴露源为体液、血液或者含有体液、血液的医疗器械物品。

(2)暴露类型为暴露源沾染了有损伤的皮肤或黏膜,暴露量大且暴露时间较长。或者暴露类型为暴露源刺伤或者割伤皮肤,但损伤程度较轻,为表皮擦伤或者针刺伤。

3. 发生以下情况时,定为三级暴露:

(1)暴露源为体液、血液或者含有体液、血液的医疗器械物品。

(2)暴露类型为暴露源刺伤或者割伤皮肤,损伤程度较重,为深部伤口或者割伤处有明显可见的血液。

五、接受暴露时的 HIV 基线水平测定和医学评估

确定感染的危险性、暴露级别和是否需要实施暴露后预防给药。

1. 一级暴露且暴露源病毒载量水平为轻度,可不使用预防性用药。

2. 一级暴露且暴露源病毒载量水平为重度或二级暴露且病毒载量水平为轻度;暴露源的病毒载量水平不明时,使用基本用药程序。

3. 二级暴露且暴露源病毒载量水平为重度或三级暴露,不论暴露源水平为轻度或重度,使用强化用药程序。

4. 确认或怀疑暴露源病毒对抗逆转录病毒治疗药物耐药,考虑强化用药程序。

5. 暴露源病毒载量水平不明,如果可能暴露于 HIV 感染者,使用基本用药程序。

6. 暴露源 HIV 阴性,无需 PEP。

六、确立暴露后预防给药方案

根据专家意见实施预防性用药方案,4 h 内实施,不超过 24 h。即使超过 24 h,也应当实施预防性用药。

七、咨询与随访

1. 明确完成整个疗程的重要性、药物潜在的相互作用、禁忌使用的药物、药物的毒副作用以及监测和处理方法。

2. 接受至少 6 个月(暴露后的第 1 个月、2 个月、3 个月及 6 个月时)的 HIV 抗体追踪检测,观察和记录是否有 HIV 感染的早期征象如发热、皮疹、肌肉痛、乏力、淋巴结肿大等。如果发生感染征象要进行医学评估。一旦确诊为 HIV 感染,感染者应当接受 HIV 专业医学治疗。

3. 接受药物毒性基线水平和 PEP 开始 2 周后药物毒性水平监测,观察异常症状(如皮疹、发热、背或腹痛、尿痛或血尿、口渴或多尿等高血糖表现),一旦出现及时就医。

4. 暴露后 72 h 内评估暴露者的暴露后预防水平。

5. 采取预防措施防止随访期间的再次传播,如不要献血、血浆、器官、组织或精子,在生活中避免与他人有血液或感染性体液的暴露或交换,性交时使用安全套,育龄妇女暂缓怀孕,孕妇要根据危险性评估的结果决定是否终止妊娠,哺乳期女性应中断母乳喂养改用人工喂养等。

6. 接受心理咨询。

八、记录

记录整个过程,吸取教训,强化预防措施。

附表 3 HBV 暴露后的预防处置措施

	以前接种过疫苗			未接种过疫苗	
	已知有免疫应答反应	已知低免疫应答或应答无应答	没有应答反应	HBsAg 和表面抗体阴性	HBsAg 或表面抗体阳性
暴露源已知					
HBsAg 阳性	无	24 h 内注射 HBIG，1 个月后再次注射	取决于暴露者乙肝表面抗体的状态	接种 HBIG 和乙肝疫苗	无
HBsAg 阴性	无	无	无	乙肝疫苗	无
HBsAg 未知	无	取决于暴露源 HBsAg 状态	取决于暴露者乙肝表面抗体的状态	HBIG~乙肝疫苗，或乙肝疫苗；取决于暴露源 HBsAg 状态	无
暴露源未知	无	按暴露源 HBsAg 阳性处理	按暴露源 HBsAg 阳性处理	按暴露源 HBsAg 阳性处理	无

注：
1. 尽可能抽取暴露源和暴露者的血液检查，特别是暴露者以前没有接种过乙肝疫苗。
2. 只要有指征，应该在暴露后 7 日内注射一个剂量的 HBIG，最好在 24 h 内给予。注意在子前采集血液做检查。
3. 对以前没有接种过乙肝疫苗的员工，乙肝疫苗低应答或没应答的员工应给予注射乙肝疫苗。
4. HBIG 和乙肝疫苗可以在不同部位给予。如果已经注射过 HBIG，那么第一剂乙肝疫苗可以延迟到暴露后 1 周血清学检验结果出来后再给予。如果已经注射乙肝疫苗，除非已知暴露者是对乙肝疫苗低应答或没有应答，可以省略第二剂 HBIG。
5. 对于之前接种过乙肝疫苗但不知是否有应答者，应该做乙肝抗体测试。
6. 对于以前接种过乙肝疫苗但没有应答者，如果表面抗体阴性，给予 HBIG 和乙肝疫苗或只给 HBIG。

附录4 HCV暴露后的预防处置流程

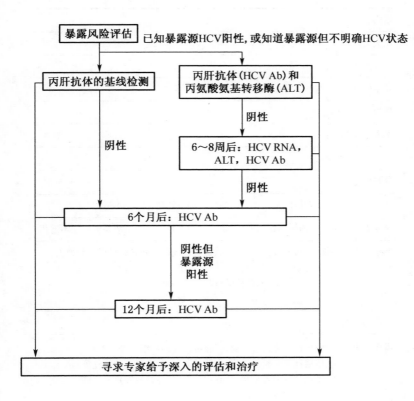

附录 5　职业暴露针头刺伤与锐器伤登记表

暴露者姓名:

填表人:

事件发生日期:　　　　年　　　月　　　日

发生时间:　　时　　分(24 h制)

事故发生部门:

本人工作部门:

工作岗位(类别):

暴露发生地点:

是否知道源患者情况:□是　　　□不是　　　□不清楚　　　□不适用

暴露者是否是器械的原始使用者:□是　　　□不是　　　□不清楚　　　□不适用

器械是否受污染:□污染(已知接触过献血者或被污染),是否可以见到血液?
　　　　　　　　□是　　　□不是　　　□不清楚
　　　　　　　　□未污染(未曾接触过献血者或被污染)
　　　　　　　　□是　　　□不是　　　□不清楚

锐器的初始用途:

损伤发生于:□使用针头和锐器之前(器械破损、滑脱、组装等)
　　　　　　□使用针头和锐器过程中(器械滑脱、献血者晃动挣扎等)
　　　　　　□操作过程中各步骤之间(如采血、传递器械等)
　　　　　　□拆卸器械或设备时
　　　　　　□针头从保护帽等拔出时
　　　　　　□针头和锐器使用后处理前(丢弃、清洁和分类)
　　　　　　□将锐器放入锐器盒时
　　　　　　□丢弃后,被突出的锐器损伤
　　　　　　□其他情况:

造成损伤的器械类型：□针头　　□玻璃器械　　□其他：

引起损伤的针头、锐器是否有保护装置：□是　　□否
损伤时保护装置是否开启：□是　　□否

损伤部位：

损伤程度：□浅表（未曾出血或略有出血）
　　　　　□中度（穿破皮肤，有出血）
　　　　　□严重（深部刺伤、割破，或大量出血）

若损伤在手部，锐器是否穿透：□单层手套　　□双层手套　　□未戴手套

锐器伤后处理：□(1)挤血；□(2)冲水；□(3)擦安尔碘、碘酒或酒精；□(4)献血者血液检验

描述引发事件时的情况（若与设备发生故障相关，请说明）：

_____

_____

检查结果：请按以下格式填写　　阳性：(＋)；阴性：(一)；不明：(未知)

	扎伤前	扎伤当时	3个月	6个月	12个月	献血者检验结果	
Anti-HIV	( )	( )	( )	( )	( )	Anti-HIV	( )
HBsAg	( )	( )				HBsAg	( )
Anti-HBs	( )	( )				Anti-HBs	( )
Anti-HBc	( )	( )				Anti-HCV	( )
Anti-HCV	( )	( )	( )	( )	( )	VDRL	( )
曾接受乙型肝炎疫苗注射：　　　□是(共　次)；□否							
曾接受乙型肝炎免疫球蛋白注射：□是(共　次)；□否							

附录6 血液、体液暴露接触登记表

暴露者姓名：

填表人：

事件发生日期：　　　年　　月　　日

发生时间：　　时　　分(24 h制)

事故发生部门：

本人工作部门：

工作岗位(类别)：

暴露发生地点：

是否知道源患者情况：□是　　□不是　　□不清楚　　□不适用

暴露部位：

血液是否：
□接触没有保护的皮肤　　□浸透屏障或防护衣
□接触防护衣内侧的皮肤　　□浸透衣物

事故发生时是否穿戴保护用具：□单层手套　　□双层手套　　□口罩
□防护镜　　□眼镜(无保护功能)　　□实验室工作服　　□塑料围裙
□其他工作服　　□其他：

造成暴露接触的原因：
□直接接触献血者　　□标本容器溅出、渗漏　　□血袋破损、渗漏
□其他
若与设备发生故障相关，请说明：_____
_____

血液接触皮肤或黏膜时间：
□少于5 min　　□5~14 min　　□15 min~1 h　　□超过1 h

暴露后处理：

皮肤：□清水冲洗　　□肥皂清洗　　□挤出血液　　使用消毒液名称：

黏膜：□0.9%氯化钠　　□清水　　其他溶液：

检查结果：请按以下格式填写　　阳性：(＋);阴性：(－);不明：(未知)

	暴露前	暴露当时	3个月	6个月	12个月	献血者检验结果	
Anti-HIV	( )	( )	( )	( )	( )	Anti-HIV	( )
HBsAg	( )	( )				HBsAg	( )
Anti-HBs	( )	( )				Anti-HBs	( )
Anti-HBc	( )	( )				Anti-HCV	( )
Anti-HCV	( )	( )	( )	( )	( )	VDRL	( )
曾接受乙型肝炎疫苗注射：　　　□是(共__次);□否							
曾接受乙型肝炎免疫球蛋白注射:□是(共__次);□否							

附录7 血站感染管理检查考核评价表

内容	考核要求	考核办法
基本知识	1. 业务学习参学率≥80% 2. 掌握消毒隔离知识及消毒液的配制和使用	1. 查看学习签到表 2. 现场提问1~2名人员消毒液知识、考核配制操作
清洁消毒隔离	1. 洗手池清洁,有洗手液 2. 洗手步骤正确 3. 采供血场所物品消毒、摆放符合要求 4. 紫外线消毒每日一次并记录 5. 无菌物品与非无菌物品分开放置,标记清楚 6. 采血一人一巾一消毒	1. 现场查看洗手池、洗手液 2. 现场抽1人洗手 3. 查看体温表、压脉带等物品的消毒 4. 查看紫外线消毒记录 5. 现场查看无菌物品与非无菌物品放置及标记 6. 现场查看采血一人一巾一消毒过程
无菌技术	1. 严格无菌技术操作 2. 采血台物品摆放有序	1. 现场考核2名人员 2. 现场查看
医疗废物	1. 医疗废物分类放置,有标识,用黄色专用塑料袋存放,针头等损伤性医疗废物放入锐器盒等防渗漏防穿透硬包装容器内 2. 医疗废物交接登记完整、及时	1. 检查医疗废物分类放置、标识,损伤性医疗废物是否有防渗漏防穿透包装 2. 检查交接登记本或联单
站内感染	站内感染于24 h内报管理部门	查看站内感染报表
卫生学监测	1. 重点科室空气、血液储存箱、手卫生每月监测一次 2. 高压灭菌器工艺、化学、生物监测符合要求	1. 查看监测报告单 2. 查看现场记录

附录8　定义、术语

医务人员（health care worker，HCW）

医务人员指的是所有在医疗机构中工作的有报酬及无报酬人。这些人可能接触患者或潜在暴露于感染性物质中（如血液、组织和特殊体液以及含血液、体液的医疗设备、器具和被上述物质污染的环境表面）。医务人员包括以下人员但不仅限于此：急诊科工作人员、牙科工作人员、实验室人员、解剖人员、护士、助理护士、医生、技术员、治疗师、药师、学生、受训者、合同制员工，以及不直接接触患者但有潜在可能暴露于血液和体液的人（如职员、配餐员、保洁员、维修人员和志愿者）。

血源性病原体（bloodborne pathogens）

指通过存在于血液和某些体液中进行传播，从而引起人体疾病的病原微生物。例如乙型肝炎病毒（hepatitis B virus，HBV）、丙型肝炎病毒（hepatitis C virus，HCV）、艾滋病病毒（human immunodeficiency virus，HIV）、疟疾、梅毒、巴贝虫病、布鲁氏菌病、猪钩端螺旋体病、虫媒病毒感染、回归热、克雅病、人类嗜 T 淋巴细胞病毒感染、病毒性出血热等。

职业暴露（occupational exposure）

指劳动者在从事职业活动中，通过眼、口、鼻及其他黏膜，破损皮肤或非胃肠道接触含血源性病原体的血液或其他潜在传染性物质的状态。破损皮肤包括皮炎、倒刺、割伤、擦伤、磨伤和痤疮。

非胃肠道接触（parenteral exposure）

指劳动者在从事职业活动中,通过针刺、咬伤、擦伤和割伤等途径穿透皮肤或黏膜屏障接触血源性病原体的状态。

损伤性医疗废物（regulated medical waste）

指医疗卫生机构在医疗、预防、保健以及其他医疗卫生相关活动中产生的具有直接或者间接传染性、毒性以及其他危害性的锐利的废物。

工程控制（engineering control）

指采用某些措施和工具隔离或消除工作场所血源性病原体危害,如使用处理锐器的容器、自带套管的针具或更安全的医疗设施（包括锐器伤害防护装置和无针系统）。

无针系统（needleless system）

指在下列医疗卫生工作中不使用针具的设施:①建立动脉或静脉通路收集血液;②向体内输入药物或液体;③其他通过污染锐器损伤皮肤而导致的潜在职业接触。

有刺伤防护装置设计的锐器（sharps with engineered sharps injury protection）

指装有减少职业暴露事故的内置安全构件的锐器,用于抽取体液、刺入静脉和动脉或输入药品或液体等。

源患者（source individual）

指医疗卫生机构的患者、供血者、尸体以及羁押或劳教

机构及戒毒所的人员等,其血液或其他潜在传染性物质可能
导致劳动者血源性病原体的职业接触。

标准预防(standard precaution)

针对医院所有患者和医务人员采取的一组预防感染措
施,包括手卫生,根据预期可能的暴露选用手套、隔离衣、口
罩、护目镜或防护面罩,以及安全注射,也包括穿戴合适的防
护用品处理患者环境中污染的物品与医疗器械。标准预防
基于患者的血液、体液、分泌物(不包括汗液)、非完整皮肤和
黏膜均可能含有感染性因子的原则。

个人防护用品(personal protective equipment,PPE)

用于保护医务人员避免接触感染性因子的各种屏障用
品,包括口罩、手套、护目镜、防护面罩、防水围裙、隔离衣、防
护服等。

暴露后预防(post-exposure prophylaxis,PEP)

在接触可能感染血源性病原体的血液或其他体液之后,
应立即采取的一整套预防控制措施。包括应急处理、对接触
源的评价、对接触者的评价和接触后预防措施、咨询与随
访等。

其他潜在传染物(other potentially infectious material,OPIM)

指体液、任何从人体(活体或尸体)上取下的未经固定处
理的组织或器官、含 HIV 的细胞或组织培养液或器官培养

液、含 HBV 或 HIV 的培养基或培养液、感染了 HBV 或 HIV 的实验动物的血液或器官或组织等。其中体液是指精液、脑脊液、阴道分泌物、滑囊液、胎盘液、胸腔液、心包液、腹腔液、羊水、口腔科操作时的唾液、其他被污染的体液或不能与体液区分的液体。

被污染的锐器（contaminated sharp）

指被污染的、能刺破皮肤的物品。包括注射器、穿刺针和缝合针等针具、各类医用或检测用锐器、载玻片、破损玻璃试管、安瓿、固定义齿并暴露在外的金属丝及实验室检测器材等。

锐器盒（sharps disposal containers，SDCs）

一个耐穿刺的、硬质的、防泄漏的容器，被设计用于容纳在血液采集、静脉穿刺、静脉注射、手术等医疗活动中使用过的锐器。

安全器具（safety-engineered devices，SEDs）

安全器具指用于抽取动静脉血液、其他体液或注射药物的无针或有针的装置，通过内在的设计降低职业暴露的风险。锐器通过安全性设计变为使用后屏蔽锐器或者没有锐器的装置即为安全器具。包括所有可以降低污染锐器导致锐器伤风险的器具，例如使用后用滑帽来屏蔽针头的注射器、使用后针头可以回缩进针筒的注射器、带套帽或者回缩设计用于给药和抽血的留置导管、钝性缝合针、塑料毛细管（替代玻璃）。

安全器具设计特点

类型	特点
所有	使用者容易判断锐器的安全设计是否被激活
所有	一旦安全装置启动,直至丢弃不可将锐器重新暴露
手动激活	需要使用者通过额外的动作来激活安全设计装置,存在暴露风险
自动激活	无须使用者额外的激活动作,安全保护装置会自动激活,杜绝暴露风险
针头帽	针头帽应该完全覆盖针头,避免手指接触针尖
可回缩针头	使用后针头可以完全回缩进针筒并不可复出
套帽式针头	针头可以完全被防护套帽包裹,并闭锁
特殊颜色	为了特殊目的和使用者的习惯将锐器做成不同颜色

附录9　常用术语中英文对照

HBsAg　hepatitis B surface antigen
　　　乙型肝炎表面抗原

HBIG　hepatitis B immune globulin
　　　乙肝免疫球蛋白

CDC　Center for Disease Control and Prevention
　　　疾病预防控制中心

HCW　health care worker
　　　医务人员

HBV　hepatitis B virus
　　　乙型肝炎病毒

HCV　hepatitis C virus
　　　丙型肝炎病毒

HDV　hepatitis D virus
　　　丁型肝炎病毒

HGV　hepatitis G virus
　　　庚型肝炎病毒

HIV　human immunodeficiency virus
　　　人类免疫缺陷病毒

NSI　needle-stick injuries
　　　针刺伤

OPIM　other potentially infectious material
　　　其他潜在传染性危险材料

PEP　post-exposure prophylaxis
　　　暴露后预防

PPE　personal protective equipment
　　　个人防护用品

SDCs　sharps disposal containers
　　　锐器盒

SEDs　safety-engineered devices
　　　安全器具

SI　sharps injury
　　　锐器伤

TPHA　treponema pallidum haemagglutination assay
　　　梅毒螺旋体血球凝集试验

VDRL　venereal disease research laboratory test
　　　性病研究所实验室实验

WHO　World Health Organization
　　　世界卫生组织

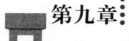

第九章
国家相关法律法规

中华人民共和国献血法

（1997 年 12 月 29 日第八届全国人民代表大会常务委员会第二十九次会议通过。）

第一条 为保证医疗临床用血需要和安全,保障献血者和用血者身体健康,发扬人道主义精神,促进社会主义物质文明和精神文明建设,制定本法。

第二条 国家实行无偿献血制度。

国家提倡十八周岁至五十五周岁的健康公民自愿献血。

第三条 地方各级人民政府领导本行政区域内的献血工作,统一规划并负责组织、协调有关部门共同做好献血工作。

第四条 县级以上各级人民政府卫生行政部门监督管理献血工作。

各级红十字会依法参与、推动献血工作。

第五条 各级人民政府采取措施广泛宣传献血的意义,普及献血的科学知识,开展预防和控制经血液途径传播的疾病的教育。

新闻媒介应当开展献血的社会公益性宣传。

第六条 国家机关、军队、社会团体、企业事业组织、居民委员会、村民委员会,应当动员和组织本单位或者本居住区的适龄公民参加献血。

现役军人献血的动员和组织办法,由中国人民解放军卫生主管部门制定。

对献血者,发给国务院卫生行政部门制作的无偿献血证书,有关单位可以给予适当补贴。

第七条　国家鼓励国家工作人员、现役军人和高等学校在校学生率先献血,为树立社会新风尚作表率。

第八条　血站是采集、提供临床用血的机构,是不以营利为目的的公益性组织。设立血站向公民采集血液,必须经国务院卫生行政部门或者省、自治区、直辖市人民政府卫生行政部门批准。血站应当为献血者提供各种安全、卫生、便利的条件。血站的设立条件和管理办法由国务院卫生行政部门制定。

第九条　血站对献血者必须免费进行必要的健康检查;身体不符合献血条件的,血站应当向其说明情况,不得采集血液。献血者的身体健康条件由国务院卫生行政部门规定。

血站对献血者每次采集血液量一般为二百毫升,最多不得超过四百毫升,两次采集间隔期不少于六个月。

严格禁止血站违反前款规定对献血者超量频繁采集血液。

第十条　血站采集血液必须严格遵守有关规程和制度,采血必须由具有采血资格的医务人员进行,一次性采血器材用后必须销毁,确保献血者的身体健康。

血站应当根据国务院卫生行政部门规定的标准,保证血液质量。

血站对采集的血液必须进行检测;未经检测或检测不合格的血液,不得向医疗机构提供。

第十一条 无偿献血的血液必须用于临床,不得买卖。血站、医疗机构不得将无偿献血者的血液出售给单采血浆站或者血液制品生产单位。

第十二条 临床用血的包装、储存、运输,必须符合国家规定的卫生标准和要求。

第十三条 医疗机构对临床用血必须进行核查,不得将不符合国家规定标准的血液用于临床。

第十四条 公民临床用血时,只交付用于血液采集、储存、分离、检验等费用;具体收费标准由国务院卫生行政部门会同国务院价格主管部门制定。

无偿献血者临床需要用血时,免交前款规定的费用;无偿献血者的配偶和直系亲属临床需要用血时,可以按照省、自治区、直辖市人民政府的规定免交或者减交前款规定的费用。

第十五条 为保障公民临床急救用血的需要,国家提倡并指导择期手术的患者自身储血,动员家庭、亲友、所在单位以及社会互助献血。

为保证应急用血,医疗机构可以临时采集血液,但应当依照本法规定,确保采血用血安全。

第十六条 医疗机构临床用血应当制定用血计划,遵循合理、科学的原则,不得浪费和滥用血液。

医疗机构应当积极推行按血液成分针对医疗实际需要输血,具体管理办法由国务院卫生行政部门制定。

国家鼓励临床用血新技术的研究和推广。

第十七条　各级人民政府和红十字会对积极参加献血和在献血工作中做出显著成绩的单位和个人,给予奖励。

第十八条　有下列行为之一的,由县级以上地方人民政府卫生行政部门予以取缔,没收违法所得,可以并处十万元以下的罚款;构成犯罪的,依法追究刑事责任:

(一)非法采集血液的;

(二)血站、医疗机构出售无偿献血的血液的;

(三)非法组织他人出卖血液的。

第十九条　血站违反有关操作规程和制度采集血液,由县级以上地方人民政府卫生行政部门责令改正;给献血者健康造成损害的,应当依法赔偿,对直接负责的主管人员和其他直接责任人员,依法给予行政处分;构成犯罪的,依法追究刑事责任。

第二十条　临床用血的包装、储运、运输,不符合国家规定的卫生标准和要求的,由县级以上地方人民政府卫生行政部门责令改正,给予警告,可以并处一万元以下的罚款。

第二十一条　血站违反本法的规定,向医疗机构提供不符合国家规定标准的血液的,由县级以上人民政府卫生行政部门责令改正;情节严重,造成经血液途径传播的疾病传播或者有传播严重危险的,限期整顿,对直接负责的主管人员和其他直接责任人员,依法给予行政处分;构成犯罪的,依法追究刑事责任。

第二十二条　医疗机构的医务人员违反本法规定,将不符合国家规定标准的血液用于患者的,由县级以上地方人民政府卫生行政部门责令改正;给患者健康造成损害的,应当依法赔偿,对直接负责的主管人员和其他直接责任人员,依法给予行政处分;构成犯罪的,依法追究刑事责任。

第二十三条　卫生行政部门及其工作人员在献血、用血的监督管理工作中,玩忽职守,造成严重后果,构成犯罪的,依法追究刑事责任;尚不构成犯罪的,依法给予行政处分。

第二十四条　本法自 1998 年 10 月 1 日起施行。

中华人民共和国传染病防治法(修订版)

(《中华人民共和国传染病防治法》已由中华人民共和国第十届全国人民代表大会常务委员会第十一次会议于 2004 年 8 月 28 日修订通过,现将修订后的《中华人民共和国传染病防治法》公布,自 2004 年 12 月 1 日起施行。)

第一章　总　　则

第一条　为了预防、控制和消除传染病的发生与流行,保障人体健康和公共卫生,制定本法。

第二条　国家对传染病防治实行预防为主的方针,防治结合、分类管理、依靠科学、依靠群众。

第三条　本法规定的传染病分为甲类、乙类和丙类。

甲类传染病是指:鼠疫、霍乱。

乙类传染病是指:传染性非典型肺炎、艾滋病、病毒性肝炎、脊髓灰质炎、人感染高致病性禽流感、麻疹、流行性出血热、狂犬病、流行性乙型脑炎、登革热、炭疽、细菌性和阿米巴性痢疾、肺结核、伤寒和副伤寒、流行性脑脊髓膜炎、百日咳、白喉、新生儿破伤风、猩红热、布鲁氏菌病、淋病、梅毒、钩端螺旋体病、血吸虫病、疟疾。

丙类传染病是指：流行性感冒、流行性腮腺炎、风疹、急性出血性结膜炎、麻风病、流行性和地方性斑疹伤寒、黑热病、包虫病、丝虫病，除霍乱、细菌性和阿米巴性痢疾、伤寒和副伤寒以外的感染性腹泻病。

上述规定以外的其他传染病，根据其暴发、流行情况和危害程度，需要列入乙类、丙类传染病的，由国务院卫生行政部门决定并予以公布。

第四条　对乙类传染病中传染性非典型肺炎、炭疽中的肺炭疽和人感染高致病性禽流感，采取本法所称甲类传染病的预防、控制措施。其他乙类传染病和突发原因不明的传染病需要采取本法所称甲类传染病的预防、控制措施的，由国务院卫生行政部门及时报经国务院批准后予以公布、实施。

省、自治区、直辖市人民政府对本行政区域内常见、多发的其他地方性传染病，可以根据情况决定按照乙类或者丙类传染病管理并予以公布，报国务院卫生行政部门备案。

第五条　各级人民政府领导传染病防治工作。

县级以上人民政府制定传染病防治规划并组织实施，建立健全传染病防治的疾病预防控制、医疗救治和监督管理体系。

第六条　国务院卫生行政部门主管全国传染病防治及其监督管理工作。县级以上地方人民政府卫生行政部门负责本行政区域内的传染病防治及其监督管理工作。

县级以上人民政府其他部门在各自的职责范围内负责传染病防治工作。

军队的传染病防治工作，依照本法和国家有关规定办理，由中国人民解放军卫生主管部门实施监督管理。

第七条　各级疾病预防控制机构承担传染病监测、预测、流行病学调查、疫情报告以及其他预防、控制工作。

医疗机构承担与医疗救治有关的传染病防治工作和责任区域内的传染病预防工作。城市社区和农村基层医疗机构在疾病预防控制机构的指导下，承担城市社区、农村基层相应的传染病防治工作。

第八条　国家发展现代医学和中医药等传统医学，支持和鼓励开展传染病防治的科学研究，提高传染病防治的科学技术水平。

国家支持和鼓励开展传染病防治的国际合作。

第九条　国家支持和鼓励单位和个人参与传染病防治工作。各级人民政府应当完善有关制度，方便单位和个人参与防治传染病的宣传教育、疫情报告、志愿服务和捐赠活动。

居民委员会、村民委员会应当组织居民、村民参与社区、农村的传染病预防与控制活动。

第十条　国家开展预防传染病的健康教育。新闻媒体应当无偿开展传染病防治和公共卫生教育的公益宣传。

各级各类学校应当对学生进行健康知识和传染病预防知识的教育。

医学院校应当加强预防医学教育和科学研究，对在校学生以及其他与传染病防治相关人员进行预防医学教育和培训，为传染病防治工作提供技术支持。

疾病预防控制机构、医疗机构应当定期对其工作人员进行传染病防治知识、技能的培训。

第十一条　对在传染病防治工作中做出显著成绩和贡献的单位和个人，给予表彰和奖励。

对因参与传染病防治工作致病、致残、死亡的人员,按照有关规定给予补助、抚恤。

第十二条　在中华人民共和国领域内的一切单位和个人,必须接受疾病预防控制机构、医疗机构有关传染病的调查、检验、采集样本、隔离治疗等预防、控制措施,如实提供有关情况。疾病预防控制机构、医疗机构不得泄露涉及个人隐私的有关信息、资料。

卫生行政部门以及其他有关部门、疾病预防控制机构和医疗机构因违法实施行政管理或者预防、控制措施,侵犯单位和个人合法权益的,有关单位和个人可以依法申请行政复议或者提起诉讼。

第二章　传染病预防

第十三条　各级人民政府组织开展群众性卫生活动,进行预防传染病的健康教育,倡导文明健康的生活方式,提高公众对传染病的防治意识和应对能力,加强环境卫生建设,消除鼠害和蚊、蝇等病媒生物的危害。

各级人民政府农业、水利、林业行政部门按照职责分工负责指导和组织消除农田、湖区、河流、牧场、林区的鼠害与血吸虫危害,以及其他传播传染病的动物和病媒生物的危害。

铁路、交通、民用航空行政部门负责组织消除交通工具以及相关场所的鼠害和蚊、蝇等病媒生物的危害。

第十四条　地方各级人民政府应当有计划地建设和改造公共卫生设施,改善饮用水卫生条件,对污水、污物、粪便进行无害化处置。

第十五条　国家实行有计划的预防接种制度。国务院卫生行政部门和省、自治区、直辖市人民政府卫生行政部门，根据传染病预防、控制的需要，制定传染病预防接种规划并组织实施。用于预防接种的疫苗必须符合国家质量标准。

国家对儿童实行预防接种证制度。国家免疫规划项目的预防接种实行免费。医疗机构、疾病预防控制机构与儿童的监护人应当相互配合，保证儿童及时接受预防接种。具体办法由国务院制定。

第十六条 国家和社会应当关心、帮助传染病病人、病原携带者和疑似传染病病人，使其得到及时救治。任何单位和个人不得歧视传染病病人、病原携带者和疑似传染病病人。

传染病病人、病原携带者和疑似传染病病人，在治愈前或者在排除传染病嫌疑前，不得从事法律、行政法规和国务院卫生行政部门规定禁止从事的易使该传染病扩散的工作。

第十七条 国家建立传染病监测制度。

国务院卫生行政部门制定国家传染病监测规划和方案。省、自治区、直辖市人民政府卫生行政部门根据国家传染病监测规划和方案，制定本行政区域的传染病监测计划和工作方案。

各级疾病预防控制机构对传染病的发生、流行以及影响其发生、流行的因素，进行监测；对国外发生、国内尚未发生的传染病或者国内新发生的传染病，进行监测。

第十八条 各级疾病预防控制机构在传染病预防控制中履行下列职责：

（一）实施传染病预防控制规划、计划和方案；

（二）收集、分析和报告传染病监测信息，预测传染病的

发生、流行趋势;

（三）开展对传染病疫情和突发公共卫生事件的流行病学调查、现场处理及其效果评价;

（四）开展传染病实验室检测、诊断、病原学鉴定;

（五）实施免疫规划，负责预防性生物制品的使用管理;

（六）开展健康教育、咨询，普及传染病防治知识;

（七）指导、培训下级疾病预防控制机构及其工作人员开展传染病监测工作;

（八）开展传染病防治应用性研究和卫生评价，提供技术咨询。

国家、省级疾病预防控制机构负责对传染病发生、流行以及分布进行监测，对重大传染病流行趋势进行预测，提出预防控制对策，参与并指导对暴发的疫情进行调查处理，开展传染病病原学鉴定，建立检测质量控制体系，开展应用性研究和卫生评价。

设区的市和县级疾病预防控制机构负责传染病预防控制规划、方案的落实，组织实施免疫、消毒、控制病媒生物的危害，普及传染病防治知识，负责本地区疫情和突发公共卫生事件监测、报告，开展流行病学调查和常见病原微生物检测。

第十九条　国家建立传染病预警制度。

国务院卫生行政部门和省、自治区、直辖市人民政府根据传染病发生、流行趋势的预测，及时发出传染病预警，根据情况予以公布。

第二十条　县级以上地方人民政府应当制定传染病预防、控制预案，报上一级人民政府备案。

传染病预防、控制预案应当包括以下主要内容：

（一）传染病预防控制指挥部的组成和相关部门的职责；

（二）传染病的监测、信息收集、分析、报告、通报制度；

（三）疾病预防控制机构、医疗机构在发生传染病疫情时的任务与职责；

（四）传染病暴发、流行情况的分级以及相应的应急工作方案；

（五）传染病预防、疫点疫区现场控制，应急设施、设备、救治药品和医疗器械以及其他物资和技术的储备与调用。

地方人民政府和疾病预防控制机构接到国务院卫生行政部门或者省、自治区、直辖市人民政府发出的传染病预警后，应当按照传染病预防、控制预案，采取相应的预防、控制措施。

第二十一条 医疗机构必须严格执行国务院卫生行政部门规定的管理制度、操作规范，防止传染病的医源性感染和医院感染。

医疗机构应当确定专门的部门或者人员，承担传染病疫情报告、本单位的传染病预防、控制以及责任区域内的传染病预防工作；承担医疗活动中与医院感染有关的危险因素监测、安全防护、消毒、隔离和医疗废物处置工作。

疾病预防控制机构应当指定专门人员负责对医疗机构内传染病预防工作进行指导、考核，开展流行病学调查。

第二十二条 疾病预防控制机构、医疗机构的实验室和从事病原微生物实验的单位，应当符合国家规定的条件和技术标准，建立严格的监督管理制度，对传染病病原体样本按照规定的措施实行严格监督管理，严防传染病病原体的实验室感染和病原微生物的扩散。

第二十三条　采供血机构、生物制品生产单位必须严格执行国家有关规定，保证血液、血液制品的质量。禁止非法采集血液或者组织他人出卖血液。

疾病预防控制机构、医疗机构使用血液和血液制品，必须遵守国家有关规定，防止因输入血液、使用血液制品引起经血液传播疾病的发生。

第二十四条　各级人民政府应当加强艾滋病的防治工作，采取预防、控制措施，防止艾滋病的传播。具体办法由国务院制定。

第二十五条　县级以上人民政府农业、林业行政部门以及其他有关部门，依据各自的职责负责与人畜共患传染病有关的动物传染病的防治管理工作。

与人畜共患传染病有关的野生动物、家畜家禽，经检疫合格后，方可出售、运输。

第二十六条　国家建立传染病菌种、毒种库。

对传染病菌种、毒种和传染病检测样本的采集、保藏、携带、运输和使用实行分类管理，建立健全严格的管理制度。

对可能导致甲类传染病传播的以及国务院卫生行政部门规定的菌种、毒种和传染病检测样本，确需采集、保藏、携带、运输和使用的，须经省级以上人民政府卫生行政部门批准。具体办法由国务院制定。

第二十七条　对被传染病病原体污染的污水、污物、场所和物品，有关单位和个人必须在疾病预防控制机构的指导下或者按照其提出的卫生要求，进行严格消毒处理；拒绝消毒处理的，由当地卫生行政部门或者疾病预防控制机构进行强制消毒处理。

第二十八条 在国家确认的自然疫源地计划兴建水利、交通、旅游、能源等大型建设项目的,应当事先由省级以上疾病预防控制机构对施工环境进行卫生调查。建设单位应当根据疾病预防控制机构的意见,采取必要的传染病预防、控制措施。施工期间,建设单位应当设专人负责工地上的卫生防疫工作。工程竣工后,疾病预防控制机构应当对可能发生的传染病进行监测。

第二十九条 用于传染病防治的消毒产品、饮用水供水单位供应的饮用水和涉及饮用水卫生安全的产品,应当符合国家卫生标准和卫生规范。

饮用水供水单位从事生产或者供应活动,应当依法取得卫生许可证。

生产用于传染病防治的消毒产品的单位和生产用于传染病防治的消毒产品,应当经省级以上人民政府卫生行政部门审批。具体办法由国务院制定。

第三章 疫情报告、通报和公布

第三十条 疾病预防控制机构、医疗机构和采供血机构及其执行职务的人员发现本法规定的传染病疫情或者发现其他传染病暴发、流行以及突发原因不明的传染病时,应当遵循疫情报告属地管理原则,按照国务院规定的或者国务院卫生行政部门规定的内容、程序、方式和时限报告。

军队医疗机构向社会公众提供医疗服务,发现前款规定的传染病疫情时,应当按照国务院卫生行政部门的规定报告。

第三十一条 任何单位和个人发现传染病病人或者疑

似传染病病人时,应当及时向附近的疾病预防控制机构或者医疗机构报告。

第三十二条　港口、机场、铁路疾病预防控制机构以及国境卫生检疫机关发现甲类传染病病人、病原携带者、疑似传染病病人时,应当按照国家有关规定立即向国境口岸所在地的疾病预防控制机构或者所在地县级以上地方人民政府卫生行政部门报告并互相通报。

第三十三条　疾病预防控制机构应当主动收集、分析、调查、核实传染病疫情信息。接到甲类、乙类传染病疫情报告或者发现传染病暴发、流行时,应当立即报告当地卫生行政部门,由当地卫生行政部门立即报告当地人民政府,同时报告上级卫生行政部门和国务院卫生行政部门。

疾病预防控制机构应当设立或者指定专门的部门、人员负责传染病疫情信息管理工作,及时对疫情报告进行核实、分析。

第三十四条　县级以上地方人民政府卫生行政部门应当及时向本行政区域内的疾病预防控制机构和医疗机构通报传染病疫情以及监测、预警的相关信息。接到通报的疾病预防控制机构和医疗机构应当及时告知本单位的有关人员。

第三十五条　国务院卫生行政部门应当及时向国务院其他有关部门和各省、自治区、直辖市人民政府卫生行政部门通报全国传染病疫情以及监测、预警的相关信息。

毗邻的以及相关的地方人民政府卫生行政部门,应当及时互相通报本行政区域的传染病疫情以及监测、预警的相关信息。

县级以上人民政府有关部门发现传染病疫情时,应当及时向同级人民政府卫生行政部门通报。

中国人民解放军卫生主管部门发现传染病疫情时,应当向国务院卫生行政部门通报。

第三十六条　动物防疫机构和疾病预防控制机构,应当及时互相通报动物间和人间发生的人畜共患传染病疫情以及相关信息。

第三十七条　依照本法的规定负有传染病疫情报告职责的人民政府有关部门、疾病预防控制机构、医疗机构、采供血机构及其工作人员,不得隐瞒、谎报、缓报传染病疫情。

第三十八条　国家建立传染病疫情信息公布制度。

国务院卫生行政部门定期公布全国传染病疫情信息。省、自治区、直辖市人民政府卫生行政部门定期公布本行政区域的传染病疫情信息。

传染病暴发、流行时,国务院卫生行政部门负责向社会公布传染病疫情信息,并可以授权省、自治区、直辖市人民政府卫生行政部门向社会公布本行政区域的传染病疫情信息。

公布传染病疫情信息应当及时、准确。

第四章　疫情控制

第三十九条　医疗机构发现甲类传染病时,应当及时采取下列措施:

(一)对病人、病原携带者,予以隔离治疗,隔离期限根据医学检查结果确定;

(二)对疑似病人,确诊前在指定场所单独隔离治疗;

(三)对医疗机构内的病人、病原携带者、疑似病人的密切接触者,在指定场所进行医学观察和采取其他必要的预防措施。

拒绝隔离治疗或者隔离期未满擅自脱离隔离治疗的,可以由公安机关协助医疗机构采取强制隔离治疗措施。

医疗机构发现乙类或者丙类传染病病人,应当根据病情采取必要的治疗和控制传播措施。

医疗机构对本单位内被传染病病原体污染的场所、物品以及医疗废物,必须依照法律、法规的规定实施消毒和无害化处置。

第四十条 疾病预防控制机构发现传染病疫情或者接到传染病疫情报告时,应当及时采取下列措施:

(一)对传染病疫情进行流行病学调查,根据调查情况提出划定疫点、疫区的建议,对被污染的场所进行卫生处理,对密切接触者,在指定场所进行医学观察和采取其他必要的预防措施,并向卫生行政部门提出疫情控制方案;

(二)传染病暴发、流行时,对疫点、疫区进行卫生处理,向卫生行政部门提出疫情控制方案,并按照卫生行政部门的要求采取措施;

(三)指导下级疾病预防控制机构实施传染病预防、控制措施,组织、指导有关单位对传染病疫情的处理。

第四十一条 对已经发生甲类传染病病例的场所或者该场所内的特定区域的人员,所在地的县级以上地方人民政府可以实施隔离措施,并同时向上一级人民政府报告;接到报告的上级人民政府应当即时作出是否批准的决定。上级人民政府作出不予批准决定的,实施隔离措施的人民政府应当立即解除隔离措施。

在隔离期间,实施隔离措施的人民政府应当对被隔离人员提供生活保障;被隔离人员有工作单位的,所在单位不得停止支付其隔离期间的工作报酬。

隔离措施的解除,由原决定机关决定并宣布。

第四十二条 传染病暴发、流行时,县级以上地方人民政府应当立即组织力量,按照预防、控制预案进行防治,切断传染病的传播途径,必要时,报经上一级人民政府决定,可以采取下列紧急措施并予以公告:

(一)限制或者停止集市、影剧院演出或者其他人群聚集的活动;

(二)停工、停业、停课;

(三)封闭或者封存被传染病病原体污染的公共饮用水源、食品以及相关物品;

(四)控制或者扑杀染疫野生动物、家畜家禽;

(五)封闭可能造成传染病扩散的场所。

上级人民政府接到下级人民政府关于采取前款所列紧急措施的报告时,应当即时作出决定。

紧急措施的解除,由原决定机关决定并宣布。

第四十三条 甲类、乙类传染病暴发、流行时,县级以上地方人民政府报经上一级人民政府决定,可以宣布本行政区域部分或者全部为疫区;国务院可以决定并宣布跨省、自治区、直辖市的疫区。县级以上地方人民政府可以在疫区内采取本法第四十二条规定的紧急措施,并可以对出入疫区的人员、物资和交通工具实施卫生检疫。

省、自治区、直辖市人民政府可以决定对本行政区域内的甲类传染病疫区实施封锁;但是,封锁大、中城市的疫区或者封锁跨省、自治区、直辖市的疫区,以及封锁疫区导致中断干线交通或者封锁国境的,由国务院决定。

疫区封锁的解除,由原决定机关决定并宣布。

第四十四条　发生甲类传染病时,为了防止该传染病通过交通工具及其乘运的人员、物资传播,可以实施交通卫生检疫。具体办法由国务院制定。

第四十五条　传染病暴发、流行时,根据传染病疫情控制的需要,国务院有权在全国范围或者跨省、自治区、直辖市范围内,县级以上地方人民政府有权在本行政区域内紧急调集人员或者调用储备物资,临时征用房屋、交通工具以及相关设施、设备。

紧急调集人员的,应当按照规定给予合理报酬。临时征用房屋、交通工具以及相关设施、设备的,应当依法给予补偿;能返还的,应当及时返还。

第四十六条　患甲类传染病、炭疽死亡的,应当将尸体立即进行卫生处理,就近火化。患其他传染病死亡的,必要时,应当将尸体进行卫生处理后火化或者按照规定深埋。

为了查找传染病病因,医疗机构在必要时可以按照国务院卫生行政部门的规定,对传染病病人尸体或者疑似传染病病人尸体进行解剖查验,并应当告知死者家属。

第四十七条　疫区中被传染病病原体污染或者可能被传染病病原体污染的物品,经消毒可以使用的,应当在当地疾病预防控制机构的指导下,进行消毒处理后,方可使用、出售和运输。

第四十八条　发生传染病疫情时,疾病预防控制机构和省级以上人民政府卫生行政部门指派的其他与传染病有关的专业技术机构,可以进入传染病疫点、疫区进行调查、采集样本、技术分析和检验。

第四十九条　传染病暴发、流行时，药品和医疗器械生产、供应单位应当及时生产、供应防治传染病的药品和医疗器械。铁路、交通、民用航空经营单位必须优先运送处理传染病疫情的人员以及防治传染病的药品和医疗器械。县级以上人民政府有关部门应当做好组织协调工作。

第五章　医疗救治

第五十条　县级以上人民政府应当加强和完善传染病医疗救治服务网络的建设，指定具备传染病救治条件和能力的医疗机构承担传染病救治任务，或者根据传染病救治需要设置传染病医院。

第五十一条　医疗机构的基本标准、建筑设计和服务流程，应当符合预防传染病医院感染的要求。

医疗机构应当按照规定对使用的医疗器械进行消毒；对按照规定一次使用的医疗器具，应当在使用后予以销毁。

医疗机构应当按照国务院卫生行政部门规定的传染病诊断标准和治疗要求，采取相应措施，提高传染病医疗救治能力。

第五十二条　医疗机构应当对传染病病人或者疑似传染病病人提供医疗救护、现场救援和接诊治疗，书写病历记录以及其他有关资料，并妥善保管。

医疗机构应当实行传染病预检、分诊制度；对传染病病人、疑似传染病病人，应当引导至相对隔离的分诊点进行初诊。医疗机构不具备相应救治能力的，应当将患者及其病历记录复印件一并转至具备相应救治能力的医疗机构。具体办法由国务院卫生行政部门规定。

第六章　监督管理

第五十三条　县级以上人民政府卫生行政部门对传染病防治工作履行下列监督检查职责：

（一）对下级人民政府卫生行政部门履行本法规定的传染病防治职责进行监督检查；

（二）对疾病预防控制机构、医疗机构的传染病防治工作进行监督检查；

（三）对采供血机构的采供血活动进行监督检查；

（四）对用于传染病防治的消毒产品及其生产单位进行监督检查，并对饮用水供水单位从事生产或者供应活动以及涉及饮用水卫生安全的产品进行监督检查；

（五）对传染病菌种、毒种和传染病检测样本的采集、保藏、携带、运输、使用进行监督检查；

（六）对公共场所和有关单位的卫生条件和传染病预防、控制措施进行监督检查。

省级以上人民政府卫生行政部门负责组织对传染病防治重大事项的处理。

第五十四条　县级以上人民政府卫生行政部门在履行监督检查职责时，有权进入被检查单位和传染病疫情发生现场调查取证，查阅或者复制有关的资料和采集样本。被检查单位应当予以配合，不得拒绝、阻挠。

第五十五条　县级以上地方人民政府卫生行政部门在履行监督检查职责时，发现被传染病病原体污染的公共饮用水源、食品以及相关物品，如不及时采取控制措施可能导致传染病传播、流行的，可以采取封闭公共饮用水源、封存食品以及相关物品或者暂停销售的临时控制措施，并予以检验或者进行消毒。经检验,属于被污染的食品,应当予以销毁;对未被污染的食品或者经消毒后可以使用的物品,应当解除控制措施。

第五十六条 卫生行政部门工作人员依法执行职务时,应当不少于两人,并出示执法证件,填写卫生执法文书。

卫生执法文书经核对无误后,应当由卫生执法人员和当事人签名。当事人拒绝签名的,卫生执法人员应当注明情况。

第五十七条 卫生行政部门应当依法建立健全内部监督制度,对其工作人员依据法定职权和程序履行职责的情况进行监督。

上级卫生行政部门发现下级卫生行政部门不及时处理职责范围内的事项或者不履行职责的,应当责令纠正或者直接予以处理。

第五十八条 卫生行政部门及其工作人员履行职责,应当自觉接受社会和公民的监督。单位和个人有权向上级人民政府及其卫生行政部门举报违反本法的行为。接到举报的有关人民政府或者其卫生行政部门,应当及时调查处理。

第七章 保障措施

第五十九条 国家将传染病防治工作纳入国民经济和社会发展计划,县级以上地方人民政府将传染病防治工作纳入本行政区域的国民经济和社会发展计划。

第六十条 县级以上地方人民政府按照本级政府职责负责本行政区域内传染病预防、控制、监督工作的日常经费。

国务院卫生行政部门会同国务院有关部门,根据传染病流行趋势,确定全国传染病预防、控制、救治、监测、预测、预警、监督检查等项目。中央财政对困难地区实施重大传染病防治项目给予补助。

省、自治区、直辖市人民政府根据本行政区域内传染病流行趋势，在国务院卫生行政部门确定的项目范围内，确定传染病预防、控制、监督等项目，并保障项目的实施经费。

第六十一条　国家加强基层传染病防治体系建设，扶持贫困地区和少数民族地区的传染病防治工作。

地方各级人民政府应当保障城市社区、农村基层传染病预防工作的经费。

第六十二条　国家对患有特定传染病的困难人群实行医疗救助，减免医疗费用。具体办法由国务院卫生行政部门会同国务院财政部门等部门制定。

第六十三条　县级以上人民政府负责储备防治传染病的药品、医疗器械和其他物资，以备调用。

第六十四条　对从事传染病预防、医疗、科研、教学、现场处理疫情的人员，以及在生产、工作中接触传染病病原体的其他人员，有关单位应当按照国家规定，采取有效的卫生防护措施和医疗保健措施，并给予适当的津贴。

第八章　法律责任

第六十五条　地方各级人民政府未依照本法的规定履行报告职责，或者隐瞒、谎报、缓报传染病疫情，或者在传染病暴发、流行时，未及时组织救治、采取控制措施的，由上级人民政府责令改正，通报批评；造成传染病传播、流行或者其他严重后果的，对负有责任的主管人员，依法给予行政处分；构成犯罪的，依法追究刑事责任。

第六十六条　县级以上人民政府卫生行政部门违反本

法规定,有下列情形之一的,由本级人民政府、上级人民政府卫生行政部门责令改正,通报批评;造成传染病传播、流行或者其他严重后果的,对负有责任的主管人员和其他直接责任人员,依法给予行政处分;构成犯罪的,依法追究刑事责任:

(一)未依法履行传染病疫情通报、报告或者公布职责,或者隐瞒、谎报、缓报传染病疫情的;

(二)发生或者可能发生传染病传播时未及时采取预防、控制措施的;

(三)未依法履行监督检查职责,或者发现违法行为不及时查处的;

(四)未及时调查、处理单位和个人对下级卫生行政部门不履行传染病防治职责的举报的;

(五)违反本法的其他失职、渎职行为。

第六十七条　县级以上人民政府有关部门未依照本法的规定履行传染病防治和保障职责的,由本级人民政府或者上级人民政府有关部门责令改正,通报批评;造成传染病传播、流行或者其他严重后果的,对负有责任的主管人员和其他直接责任人员,依法给予行政处分;构成犯罪的,依法追究刑事责任。

第六十八条　疾病预防控制机构违反本法规定,有下列情形之一的,由县级以上人民政府卫生行政部门责令限期改正,通报批评,给予警告;对负有责任的主管人员和其他直接责任人员,依法给予降级、撤职、开除的处分,并可以依法吊销有关责任人员的执业证书;构成犯罪的,依法追究刑事责任:

(一)未依法履行传染病监测职责的;

（二）未依法履行传染病疫情报告、通报职责，或者隐瞒、谎报、缓报传染病疫情的；

（三）未主动收集传染病疫情信息，或者对传染病疫情信息和疫情报告未及时进行分析、调查、核实的；

（四）发现传染病疫情时，未依据职责及时采取本法规定的措施的；

（五）故意泄露传染病病人、病原携带者、疑似传染病病人、密切接触者涉及个人隐私的有关信息、资料的。

第六十九条　医疗机构违反本法规定，有下列情形之一的，由县级以上人民政府卫生行政部门责令改正，通报批评，给予警告；造成传染病传播、流行或者其他严重后果的，对负有责任的主管人员和其他直接责任人员，依法给予降级、撤职、开除的处分，并可以依法吊销有关责任人员的执业证书；构成犯罪的，依法追究刑事责任：

（一）未按照规定承担本单位的传染病预防、控制工作、医院感染控制任务和责任区域内的传染病预防工作的；

（二）未按照规定报告传染病疫情，或者隐瞒、谎报、缓报传染病疫情的；

（三）发现传染病疫情时，未按照规定对传染病病人、疑似传染病病人提供医疗救护、现场救援、接诊、转诊的，或者拒绝接受转诊的；

（四）未按照规定对本单位内被传染病病原体污染的场所、物品以及医疗废物实施消毒或者无害化处置的；

（五）未按照规定对医疗器械进行消毒，或者对按照规定一次使用的医疗器具未予销毁，再次使用的；

（六）在医疗救治过程中未按照规定保管医学记录资

料的；

（七）故意泄露传染病病人、病原携带者、疑似传染病病人、密切接触者涉及个人隐私的有关信息、资料的。

第七十条 采供血机构未按照规定报告传染病疫情，或者隐瞒、谎报、缓报传染病疫情，或者未执行国家有关规定，导致因输入血液引起经血液传播疾病发生的，由县级以上人民政府卫生行政部门责令改正，通报批评，给予警告；造成传染病传播、流行或者其他严重后果的，对负有责任的主管人员和其他直接责任人员，依法给予降级、撤职、开除的处分，并可以依法吊销采供血机构的执业许可证；构成犯罪的，依法追究刑事责任。

非法采集血液或者组织他人出卖血液的，由县级以上人民政府卫生行政部门予以取缔，没收违法所得，可以并处十万元以下的罚款；构成犯罪的，依法追究刑事责任。

第七十一条 国境卫生检疫机关、动物防疫机构未依法履行传染病疫情通报职责的，由有关部门在各自职责范围内责令改正，通报批评；造成传染病传播、流行或者其他严重后果的，对负有责任的主管人员和其他直接责任人员，依法给予降级、撤职、开除的处分；构成犯罪的，依法追究刑事责任。

第七十二条 铁路、交通、民用航空经营单位未依照本法的规定优先运送处理传染病疫情的人员以及防治传染病的药品和医疗器械的，由有关部门责令限期改正，给予警告；造成严重后果的，对负有责任的主管人员和其他直接责任人员，依法给予降级、撤职、开除的处分。

第七十三条 违反本法规定，有下列情形之一，导致或者可能导致传染病传播、流行的，由县级以上人民政府卫生行政部门责令限期改正,没收违法所得,可以并处五万元以下的罚款;已取得许可证的,原发证部门可以依法暂扣或者吊销许可证;构成犯罪的,依法追究刑事责任:

（一）饮用水供水单位供应的饮用水不符合国家卫生标准和卫生规范的;

（二）涉及饮用水卫生安全的产品不符合国家卫生标准和卫生规范的;

（三）用于传染病防治的消毒产品不符合国家卫生标准和卫生规范的;

（四）出售、运输疫区中被传染病病原体污染或者可能被传染病病原体污染的物品,未进行消毒处理的;

（五）生物制品生产单位生产的血液制品不符合国家质量标准的。

第七十四条　违反本法规定,有下列情形之一的,由县级以上地方人民政府卫生行政部门责令改正,通报批评,给予警告,已取得许可证的,可以依法暂扣或者吊销许可证;造成传染病传播、流行以及其他严重后果的,对负有责任的主管人员和其他直接责任人员,依法给予降级、撤职、开除的处分,并可以依法吊销有关责任人员的执业证书;构成犯罪的,依法追究刑事责任:

（一）疾病预防控制机构、医疗机构和从事病原微生物实验的单位,不符合国家规定的条件和技术标准,对传染病病原体样本未按照规定进行严格管理,造成实验室感染和病原微生物扩散的;

（二）违反国家有关规定,采集、保藏、携带、运输和使用传染病菌种、毒种和传染病检测样本的;

（三）疾病预防控制机构、医疗机构未执行国家有关规定，导致因输入血液、使用血液制品引起经血液传播疾病发生的。

第七十五条　未经检疫出售、运输与人畜共患传染病有关的野生动物、家畜家禽的，由县级以上地方人民政府畜牧兽医行政部门责令停止违法行为，并依法给予行政处罚。

第七十六条　在国家确认的自然疫源地兴建水利、交通、旅游、能源等大型建设项目，未经卫生调查进行施工的，或者未按照疾病预防控制机构的意见采取必要的传染病预防、控制措施的，由县级以上人民政府卫生行政部门责令限期改正，给予警告，处五千元以上三万元以下的罚款；逾期不改正的，处三万元以上十万元以下的罚款，并可以提请有关人民政府依据职责权限，责令停建、关闭。

第七十七条　单位和个人违反本法规定，导致传染病传播、流行，给他人人身、财产造成损害的，应当依法承担民事责任。

第九章　附　　则

第七十八条　本法中下列用语的含义：

（一）传染病病人、疑似传染病病人：指根据国务院卫生行政部门发布的《中华人民共和国传染病防治法规定管理的传染病诊断标准》，符合传染病病人和疑似传染病病人诊断标准的人。

（二）病原携带者：指感染病原体无临床症状但能排出病原体的人。

（三）流行病学调查：指对人群中疾病或者健康状况的分布及其决定因素进行调查研究，提出疾病预防控制措施及保健对策。

（四）疫点：指病原体从传染源向周围播散的范围较小或者单个疫源地。

（五）疫区：指传染病在人群中暴发、流行，其病原体向周围播散时所能波及的地区。

（六）人畜共患传染病：指人与脊椎动物共同罹患的传染病，如鼠疫、狂犬病、血吸虫病等。

（七）自然疫源地：指某些可引起人类传染病的病原体在自然界的野生动物中长期存在和循环的地区。

（八）病媒生物：指能够将病原体从人或者其他动物传播给人的生物，如蚊、蝇、蚤类等。

（九）医源性感染：指在医学服务中，因病原体传播引起的感染。

（十）医院感染：指住院病人在医院内获得的感染，包括在住院期间发生的感染和在医院内获得出院后发生的感染，但不包括入院前已开始或者入院时已处于潜伏期的感染。医院工作人员在医院内获得的感染也属医院感染。

（十一）实验室感染：指从事实验室工作时，因接触病原体所致的感染。

（十二）菌种、毒种：指可能引起本法规定的传染病发生的细菌菌种、病毒毒种。

（十三）消毒：指用化学、物理、生物的方法杀灭或者消除环境中的病原微生物。

（十四）疾病预防控制机构：指从事疾病预防控制活动的疾病预防控制中心以及与上述机构业务活动相同的单位。

（十五）医疗机构：指按照《医疗机构管理条例》取得医疗

机构执业许可证,从事疾病诊断、治疗活动的机构。

第七十九条 传染病防治中有关食品、药品、血液、水、医疗废物和病原微生物的管理以及动物防疫和国境卫生检疫,本法未规定的,分别适用其他有关法律、行政法规的规定。

第八十条 本法自 2004 年 12 月 1 日起施行。

中华人民共和国固体废物污染环境防治法（2015 年修正）

（1995 年 10 月 30 日第八届全国人民代表大会常务委员会第十六次会议通过。2004 年 12 月 29 日第十届全国人民代表大会常务委员会第十三次会议修订。根据 2013 年 6 月 29 日第十二届全国人民代表大会常务委员会第三次会议《关于修改〈中华人民共和国文物保护法〉等十二部法律的决定》第一次修正。2015 年 4 月 24 日第十二届全国人民代表大会常务委员会第十四次会议通过全国人民代表大会常务委员会《关于修改〈中华人民共和国港口法〉等七部法律的决定》第二次修正。）

第一章 总 则

第一条 为了防治固体废物污染环境,保障人体健康,维护生态安全,促进经济社会可持续发展,制定本法。

第二条 本法适用于中华人民共和国境内固体废物污染环境的防治。

固体废物污染海洋环境的防治和放射性固体废物污染

环境的防治不适用本法。

　　第三条　国家对固体废物污染环境的防治,实行减少固体废物的产生量和危害性、充分合理利用固体废物和无害化处置固体废物的原则,促进清洁生产和循环经济发展。

　　国家采取有利于固体废物综合利用活动的经济、技术政策和措施,对固体废物实行充分回收和合理利用。

　　国家鼓励、支持采取有利于保护环境的集中处置固体废物的措施,促进固体废物污染环境防治产业发展。

　　第四条　县级以上人民政府应当将固体废物污染环境防治工作纳入国民经济和社会发展计划,并采取有利于固体废物污染环境防治的经济、技术政策和措施。

　　国务院有关部门、县级以上地方人民政府及其有关部门组织编制城乡建设、土地利用、区域开发、产业发展等规划,应当统筹考虑减少固体废物的产生量和危害性、促进固体废物的综合利用和无害化处置。

　　第五条　国家对固体废物污染环境防治实行污染者依法负责的原则。

　　产品的生产者、销售者、进口者、使用者对其产生的固体废物依法承担污染防治责任。

　　第六条　国家鼓励、支持固体废物污染环境防治的科学研究、技术开发、推广先进的防治技术和普及固体废物污染环境防治的科学知识。

　　各级人民政府应当加强防治固体废物污染环境的宣传教育,倡导有利于环境保护的生产方式和生活方式。

　　第七条　国家鼓励单位和个人购买、使用再生产品和可重复利用产品。

　　第八条　各级人民政府对在固体废物污染环境防治工作以及相关的综合利用活动中做出显著成绩的单位和个人给予奖励。

　　第九条　任何单位和个人都有保护环境的义务,并有权对造成固体废物污染环境的单位和个人进行检举和控告。

　　第十条　国务院环境保护行政主管部门对全国固体废物污染环境的防治工作实施统一监督管理。国务院有关部门在各自的职责范围内负责固体废物污染环境防治的监督管理工作。

　　县级以上地方人民政府环境保护行政主管部门对本行政区域内固体废物污染环境的防治工作实施统一监督管理。县级以上地方人民政府有关部门在各自的职责范围内负责固体废物污染环境防治的监督管理工作。

　　国务院建设行政主管部门和县级以上地方人民政府环境卫生行政主管部门负责生活垃圾清扫、收集、贮存、运输和处置的监督管理工作。

第二章　固体废物污染环境防治的监督管理

　　第十一条　国务院环境保护行政主管部门会同国务院有关行政主管部门根据国家环境质量标准和国家经济、技术条件,制定国家固体废物污染环境防治技术标准。

　　第十二条　国务院环境保护行政主管部门建立固体废物污染环境监测制度,制定统一的监测规范,并会同有关部门组织监测网络。

　　大、中城市人民政府环境保护行政主管部门应当定期发布固体废物的种类、产生量、处置状况等信息。

　　第十三条　建设产生固体废物的项目以及建设贮存、利用、处置固体废物的项目,必须依法进行环境影响评价,并遵守国家有关建设项目环境保护管理的规定。

第十四条 建设项目的环境影响评价文件确定需要配套建设的固体废物污染环境防治设施,必须与主体工程同时设计、同时施工、同时投入使用。固体废物污染环境防治设施必须经原审批环境影响评价文件的环境保护行政主管部门验收合格后,该建设项目方可投入生产或者使用。对固体废物污染环境防治设施的验收应当与对主体工程的验收同时进行。

第十五条 县级以上人民政府环境保护行政主管部门和其他固体废物污染环境防治工作的监督管理部门,有权依据各自的职责对管辖范围内与固体废物污染环境防治有关的单位进行现场检查。被检查的单位应当如实反映情况,提供必要的资料。检查机关应当为被检查的单位保守技术秘密和业务秘密。

检查机关进行现场检查时,可以采取现场监测、采集样品、查阅或者复制与固体废物污染环境防治相关的资料等措施。检查人员进行现场检查,应当出示证件。

第三章 固体废物污染环境的防治

第一节 一般规定

第十六条 产生固体废物的单位和个人,应当采取措施,防止或者减少固体废物对环境的污染。

第十七条 收集、贮存、运输、利用、处置固体废物的单位和个人,必须采取防扬散、防流失、防渗漏或者其他防止污染环境的措施;不得擅自倾倒、堆放、丢弃、遗撒固体废物。

禁止任何单位或者个人向江河、湖泊、运河、渠道、水库及其最高水位线以下的滩地和岸坡等法律、法规规定禁止倾倒、堆放废弃物的地点倾倒、堆放固体废物。

第十八条　产品和包装物的设计、制造，应当遵守国家有关清洁生产的规定。国务院标准化行政主管部门应当根据国家经济和技术条件、固体废物污染环境防治状况以及产品的技术要求，组织制定有关标准，防止过度包装造成环境污染。

生产、销售、进口依法被列入强制回收目录的产品和包装物的企业，必须按照国家有关规定对该产品和包装物进行回收。

第十九条　国家鼓励科研、生产单位研究、生产易回收利用、易处置或者在环境中可降解的薄膜覆盖物和商品包装物。

使用农用薄膜的单位和个人，应当采取回收利用等措施，防止或者减少农用薄膜对环境的污染。

第二十条　从事畜禽规模养殖应当按照国家有关规定收集、贮存、利用或者处置养殖过程中产生的畜禽粪便，防止污染环境。

禁止在人口集中地区、机场周围、交通干线附近以及当地人民政府划定的区域露天焚烧秸秆。

第二十一条　对收集、贮存、运输、处置固体废物的设施、设备和场所，应当加强管理和维护，保证其正常运行和使用。

第二十二条　在国务院和国务院有关主管部门及省、自治区、直辖市人民政府划定的自然保护区、风景名胜区、饮用水水源保护区、基本农田保护区和其他需要特别保护的区域内,禁止建设工业固体废物集中贮存、处置的设施、场所和生活垃圾填埋场。

第二十三条　转移固体废物出省、自治区、直辖市行政区域贮存、处置的,应当向固体废物移出地的省、自治区、直辖市人民政府环境保护行政主管部门提出申请。移出地的省、自治区、直辖市人民政府环境保护行政主管部门应当商经接受地的省、自治区、直辖市人民政府环境保护行政主管部门同意后,方可批准转移该固体废物出省、自治区、直辖市行政区域。未经批准的,不得转移。

第二十四条　禁止中华人民共和国境外的固体废物进境倾倒、堆放、处置。

第二十五条　禁止进口不能用作原料或者不能以无害化方式利用的固体废物;对可以用作原料的固体废物实行限制进口和自动许可进口分类管理。

国务院环境保护行政主管部门会同国务院对外贸易主管部门、国务院经济综合宏观调控部门、海关总署、国务院质量监督检验检疫部门制定、调整并公布禁止进口、限制进口和自动许可进口的固体废物目录。

禁止进口列入禁止进口目录的固体废物。进口列入限制进口目录的固体废物,应当经国务院环境保护行政主管部门会同国务院对外贸易主管部门审查许可。进口列入自动许可进口目录的固体废物,应当依法办理自动许可手续。

进口的固体废物必须符合国家环境保护标准,并经质量监督检验检疫部门检验合格。

进口固体废物的具体管理办法,由国务院环境保护行政主管部门会同国务院对外贸易主管部门、国务院经济综合宏观调控部门、海关总署、国务院质量监督检验检疫部门制定。

第二十六条　进口者对海关将其所进口的货物纳入固体废物管理范围不服的,可以依法申请行政复议,也可以向人民法院提起行政诉讼。

第二节　工业固体废物污染环境的防治

第二十七条　国务院环境保护行政主管部门应当会同国务院经济综合宏观调控部门和其他有关部门对工业固体废物对环境的污染作出界定,制定防治工业固体废物污染环境的技术政策,组织推广先进的防治工业固体废物污染环境的生产工艺和设备。

第二十八条　国务院经济综合宏观调控部门应当会同国务院有关部门组织研究、开发和推广减少工业固体废物产生量和危害性的生产工艺和设备,公布限期淘汰产生严重污染环境的工业固体废物的落后生产工艺、落后设备的名录。

生产者、销售者、进口者、使用者必须在国务院经济综合宏观调控部门会同国务院有关部门规定的期限内分别停止生产、销售、进口或者使用列入前款规定的名录中的设备。生产工艺的采用者必须在国务院经济综合宏观调控部门会同国务院有关部门规定的期限内停止采用列入前款规定的名录中的工艺。

列入限期淘汰名录被淘汰的设备,不得转让给他人使用。

第二十九条　县级以上人民政府有关部门应当制定工业固体废物污染环境防治工作规划,推广能够减少工业固体废物产生量和危害性的先进生产工艺和设备,推动工业固体废物污染环境防治工作。

第三十条　产生工业固体废物的单位应当建立、健全污染环境防治责任制度,采取防治工业固体废物污染环境的措施。

第三十一条　企业事业单位应当合理选择和利用原材料、能源和其他资源,采用先进的生产工艺和设备,减少工业固体废物产生量,降低工业固体废物的危害性。

第三十二条　国家实行工业固体废物申报登记制度。

产生工业固体废物的单位必须按照国务院环境保护行政主管部门的规定,向所在地县级以上地方人民政府环境保护行政主管部门提供工业固体废物的种类、产生量、流向、贮存、处置等有关资料。

前款规定的申报事项有重大改变的,应当及时申报。

第三十三条　企业事业单位应当根据经济、技术条件对其产生的工业固体废物加以利用;对暂时不利用或者不能利用的,必须按照国务院环境保护行政主管部门的规定建设贮存设施、场所,安全分类存放,或者采取无害化处置措施。

建设工业固体废物贮存、处置的设施、场所,必须符合国家环境保护标准。

第三十四条　禁止擅自关闭、闲置或者拆除工业固体废物污染环境防治设施、场所;确有必要关闭、闲置或者拆除的,必须经所在地县级以上地方人民政府环境保护行政主管部门核准,并采取措施,防止污染环境。

第三十五条　产生工业固体废物的单位需要终止的,应当事先对工业固体废物的贮存、处置的设施、场所采取污染防治措施,并对未处置的工业固体废物做出妥善处置,防止污染环境。

产生工业固体废物的单位发生变更的,变更后的单位应当按照国家有关环境保护的规定对未处置的工业固体废物及其贮存、处置的设施、场所进行安全处置或者采取措施保证该设施、场所安全运行。变更前当事人对工业固体废物及其贮存、处置的设施、场所的污染防治责任另有约定的,从其约定;但是,不得免除当事人的污染防治义务。

对本法施行前已经终止的单位未处置的工业固体废物及其贮存、处置的设施、场所进行安全处置的费用,由有关人民政府承担;但是,该单位享有的土地使用权依法转让的,应当由土地使用权受让人承担处置费用。当事人另有约定的,从其约定;但是,不得免除当事人的污染防治义务。

第三十六条 矿山企业应当采取科学的开采方法和选矿工艺,减少尾矿、矸石、废石等矿业固体废物的产生量和贮存量。

尾矿、矸石、废石等矿业固体废物贮存设施停止使用后,矿山企业应当按照国家有关环境保护规定进行封场,防止造成环境污染和生态破坏。

第三十七条 拆解、利用、处置废弃电器产品和废弃机动车船,应当遵守有关法律、法规的规定,采取措施,防止污染环境。

第三节 生活垃圾污染环境的防治

第三十八条 县级以上人民政府应当统筹安排建设城乡生活垃圾收集、运输、处置设施,提高生活垃圾的利用率和无害化处置率,促进生活垃圾收集、处置的产业化发展,逐步建立和完善生活垃圾污染环境防治的社会服务体系。

第三十九条 县级以上地方人民政府环境卫生行政主

管部门应当组织对城市生活垃圾进行清扫、收集、运输和处置，可以通过招标等方式选择具备条件的单位从事生活垃圾的清扫、收集、运输和处置。

第四十条　对城市生活垃圾应当按照环境卫生行政主管部门的规定，在指定的地点放置，不得随意倾倒、抛撒或者堆放。

第四十一条　清扫、收集、运输、处置城市生活垃圾，应当遵守国家有关环境保护和环境卫生管理的规定，防止污染环境。

第四十二条　对城市生活垃圾应当及时清运，逐步做到分类收集和运输，并积极开展合理利用和实施无害化处置。

第四十三条　城市人民政府应当有计划地改进燃料结构，发展城市煤气、天然气、液化气和其他清洁能源。

城市人民政府有关部门应当组织净菜进城，减少城市生活垃圾。

城市人民政府有关部门应当统筹规划，合理安排收购网点，促进生活垃圾的回收利用工作。

第四十四条　建设生活垃圾处置的设施、场所，必须符合国务院环境保护行政主管部门和国务院建设行政主管部门规定的环境保护和环境卫生标准。

禁止擅自关闭、闲置或者拆除生活垃圾处置的设施、场所；确有必要关闭、闲置或者拆除的，必须经所在地的市、县人民政府环境卫生行政主管部门商所在地环境保护行政主管部门同意后核准，并采取措施，防止污染环境。

第四十五条　从生活垃圾中回收的物质必须按照国家规定的用途或者标准使用，不得用于生产可能危害人体健康的产品。

第四十六条 工程施工单位应当及时清运工程施工过程中产生的固体废物,并按照环境卫生行政主管部门的规定进行利用或者处置。

第四十七条 从事公共交通运输的经营单位,应当按照国家有关规定,清扫、收集运输过程中产生的生活垃圾。

第四十八条 从事城市新区开发、旧区改建和住宅小区开发建设的单位,以及机场、码头、车站、公园、商店等公共设施、场所的经营管理单位,应当按照国家有关环境卫生的规定,配套建设生活垃圾收集设施。

第四十九条 农村生活垃圾污染环境防治的具体办法,由地方性法规规定。

第四章 危险废物污染环境防治的特别规定

第五十条 危险废物污染环境的防治,适用本章规定;本章未作规定的,适用本法其他有关规定。

第五十一条 国务院环境保护行政主管部门应当会同国务院有关部门制定国家危险废物名录,规定统一的危险废物鉴别标准、鉴别方法和识别标志。

第五十二条 对危险废物的容器和包装物以及收集、贮存、运输、处置危险废物的设施、场所,必须设置危险废物识别标志。

第五十三条 产生危险废物的单位,必须按照国家有关规定制订危险废物管理计划,并向所在地县级以上地方人民政府环境保护行政主管部门申报危险废物的种类、产生量、流向、贮存、处置等有关资料。

前款所称危险废物管理计划应当包括减少危险废物产

生量和危害性的措施以及危险废物贮存、利用、处置措施。危险废物管理计划应当报产生危险废物的单位所在地县级以上地方人民政府环境保护行政主管部门备案。

本条规定的申报事项或者危险废物管理计划内容有重大改变的,应当及时申报。

第五十四条　国务院环境保护行政主管部门会同国务院经济综合宏观调控部门组织编制危险废物集中处置设施、场所的建设规划,报国务院批准后实施。

县级以上地方人民政府应当依据危险废物集中处置设施、场所的建设规划组织建设危险废物集中处置设施、场所。

第五十五条　产生危险废物的单位,必须按照国家有关规定处置危险废物,不得擅自倾倒、堆放;不处置的,由所在地县级以上地方人民政府环境保护行政主管部门责令限期改正;逾期不处置或者处置不符合国家有关规定的,由所在地县级以上地方人民政府环境保护行政主管部门指定单位按照国家有关规定代为处置,处置费用由产生危险废物的单位承担。

第五十六条　以填埋方式处置危险废物不符合国务院环境保护行政主管部门规定的,应当缴纳危险废物排污费。危险废物排污费征收的具体办法由国务院规定。

危险废物排污费用于污染环境的防治,不得挪作他用。

第五十七条　从事收集、贮存、处置危险废物经营活动的单位,必须向县级以上人民政府环境保护行政主管部门申请领取经营许可证;从事利用危险废物经营活动的单位,必须向国务院环境保护行政主管部门或者省、自治区、直辖市人民政府环境保护行政主管部门申请领取经营许可证。具体管理办法由国务院规定。

禁止无经营许可证或者不按照经营许可证规定从事危险废物收集、贮存、利用、处置的经营活动。

禁止将危险废物提供或者委托给无经营许可证的单位从事收集、贮存、利用、处置的经营活动。

第五十八条 收集、贮存危险废物,必须按照危险废物特性分类进行。禁止混合收集、贮存、运输、处置性质不相容而未经安全性处置的危险废物。

贮存危险废物必须采取符合国家环境保护标准的防护措施,并不得超过一年;确需延长期限的,必须报经原批准经营许可证的环境保护行政主管部门批准;法律、行政法规另有规定的除外。

禁止将危险废物混入非危险废物中贮存。

第五十九条 转移危险废物的,必须按照国家有关规定填写危险废物转移联单,并向危险废物移出地设区的市级以上地方人民政府环境保护行政主管部门提出申请。移出地设区的市级以上地方人民政府环境保护行政主管部门应当商经接受地设区的市级以上地方人民政府环境保护行政主管部门同意后,方可批准转移该危险废物。未经批准的,不得转移。

转移危险废物途经移出地、接受地以外行政区域的,危险废物移出地设区的市级以上地方人民政府环境保护行政主管部门应当及时通知沿途经过的设区的市级以上地方人民政府环境保护行政主管部门。

第六十条 运输危险废物,必须采取防止污染环境的措施,并遵守国家有关危险货物运输管理的规定。

禁止将危险废物与旅客在同一运输工具上载运。

第六十一条 收集、贮存、运输、处置危险废物的场所、设施、设备和容器、包装物及其他物品转作他用时，必须经过消除污染的处理，方可使用。

第六十二条 产生、收集、贮存、运输、利用、处置危险废物的单位，应当制定意外事故的防范措施和应急预案，并向所在地县级以上地方人民政府环境保护行政主管部门备案；环境保护行政主管部门应当进行检查。

第六十三条 因发生事故或者其他突发性事件，造成危险废物严重污染环境的单位，必须立即采取措施消除或者减轻对环境的污染危害，及时通报可能受到污染危害的单位和居民，并向所在地县级以上地方人民政府环境保护行政主管部门和有关部门报告，接受调查处理。

第六十四条 在发生或者有证据证明可能发生危险废物严重污染环境、威胁居民生命财产安全时，县级以上地方人民政府环境保护行政主管部门或者其他固体废物污染环境防治工作的监督管理部门必须立即向本级人民政府和上一级人民政府有关行政主管部门报告，由人民政府采取防止或者减轻危害的有效措施。有关人民政府可以根据需要责令停止导致或者可能导致环境污染事故的作业。

第六十五条 重点危险废物集中处置设施、场所的退役费用应当预提，列入投资概算或者经营成本。具体提取和管理办法，由国务院财政部门、价格主管部门会同国务院环境保护行政主管部门规定。

第六十六条 禁止经中华人民共和国过境转移危险废物。

第五章 法律责任

第六十七条 县级以上人民政府环境保护行政主管部门或者其他固体废物污染环境防治工作的监督管理部门违反本法规定,有下列行为之一的,由本级人民政府或者上级人民政府有关行政主管部门责令改正,对负有责任的主管人员和其他直接责任人员依法给予行政处分;构成犯罪的,依法追究刑事责任:

(一)不依法作出行政许可或者办理批准文件的;

(二)发现违法行为或者接到对违法行为的举报后不予查处的;

(三)有不依法履行监督管理职责的其他行为的。

第六十八条 违反本法规定,有下列行为之一的,由县级以上人民政府环境保护行政主管部门责令停止违法行为,限期改正,处以罚款:

(一)不按照国家规定申报登记工业固体废物,或者在申报登记时弄虚作假的;

(二)对暂时不利用或者不能利用的工业固体废物未建设贮存的设施、场所安全分类存放,或者未采取无害化处置措施的;

(三)将列入限期淘汰名录被淘汰的设备转让给他人使用的;

(四)擅自关闭、闲置或者拆除工业固体废物污染环境防治设施、场所的;

(五)在自然保护区、风景名胜区、饮用水水源保护区、基本农田保护区和其他需要特别保护的区域内,建设工业固体废物集中贮存、处置的设施、场所和生活垃圾填埋场的;

（六）擅自转移固体废物出省、自治区、直辖市行政区域贮存、处置的；

（七）未采取相应防范措施，造成工业固体废物扬散、流失、渗漏或者造成其他环境污染的；

（八）在运输过程中沿途丢弃、遗撒工业固体废物的。

有前款第一项、第八项行为之一的，处五千元以上五万元以下的罚款；有前款第二项、第三项、第四项、第五项、第六项、第七项行为之一的，处一万元以上十万元以下的罚款。

第六十九条　违反本法规定，建设项目需要配套建设的固体废物污染环境防治设施未建成、未经验收或者验收不合格，主体工程即投入生产或者使用的，由审批该建设项目环境影响评价文件的环境保护行政主管部门责令停止生产或者使用，可以并处十万元以下的罚款。

第七十条　违反本法规定，拒绝县级以上人民政府环境保护行政主管部门或者其他固体废物污染环境防治工作的监督管理部门现场检查的，由执行现场检查的部门责令限期改正；拒不改正或者在检查时弄虚作假的，处二千元以上二万元以下的罚款。

第七十一条　从事畜禽规模养殖未按照国家有关规定收集、贮存、处置畜禽粪便，造成环境污染的，由县级以上地方人民政府环境保护行政主管部门责令限期改正，可以处五万元以下的罚款。

第七十二条　违反本法规定，生产、销售、进口或者使用淘汰的设备，或者采用淘汰的生产工艺的，由县级以上人民政府经济综合宏观调控部门责令改正；情节严重的，由县级以上人民政府经济综合宏观调控部门提出意见，报请同级人民政府按照国务院规定的权限决定停业或者关闭。

第七十三条 尾矿、矸石、废石等矿业固体废物贮存设施停止使用后,未按照国家有关环境保护规定进行封场的,由县级以上地方人民政府环境保护行政主管部门责令限期改正,可以处五万元以上二十万元以下的罚款。

第七十四条 违反本法有关城市生活垃圾污染环境防治的规定,有下列行为之一的,由县级以上地方人民政府环境卫生行政主管部门责令停止违法行为,限期改正,处以罚款:

(一)随意倾倒、抛撒或者堆放生活垃圾的;

(二)擅自关闭、闲置或者拆除生活垃圾处置设施、场所的;

(三)工程施工单位不及时清运施工过程中产生的固体废物,造成环境污染的;

(四)工程施工单位不按照环境卫生行政主管部门的规定对施工过程中产生的固体废物进行利用或者处置的;

(五)在运输过程中沿途丢弃、遗撒生活垃圾的。

单位有前款第一项、第三项、第五项行为之一的,处五千元以上五万元以下的罚款;有前款第二项、第四项行为之一的,处一万元以上十万元以下的罚款。个人有前款第一项、第五项行为之一的,处二百元以下的罚款。

第七十五条 违反本法有关危险废物污染环境防治的规定,有下列行为之一的,由县级以上人民政府环境保护行政主管部门责令停止违法行为,限期改正,处以罚款:

(一)不设置危险废物识别标志的;

(二)不按照国家规定申报登记危险废物,或者在申报登记时弄虚作假的；

（三）擅自关闭、闲置或者拆除危险废物集中处置设施、场所的；

（四）不按照国家规定缴纳危险废物排污费的；

（五）将危险废物提供或者委托给无经营许可证的单位从事经营活动的；

（六）不按照国家规定填写危险废物转移联单或者未经批准擅自转移危险废物的；

（七）将危险废物混入非危险废物中贮存的；

（八）未经安全性处置，混合收集、贮存、运输、处置具有不相容性质的危险废物的；

（九）将危险废物与旅客在同一运输工具上载运的；

（十）未经消除污染的处理将收集、贮存、运输、处置危险废物的场所、设施、设备和容器、包装物及其他物品转作他用的；

（十一）未采取相应防范措施，造成危险废物扬散、流失、渗漏或者造成其他环境污染的；

（十二）在运输过程中沿途丢弃、遗撒危险废物的；

（十三）未制定危险废物意外事故防范措施和应急预案的。

有前款第一项、第二项、第七项、第八项、第九项、第十项、第十一项、第十二项、第十三项行为之一的，处一万元以上十万元以下的罚款；有前款第三项、第五项、第六项行为之一的，处二万元以上二十万元以下的罚款；有前款第四项行为的，限期缴纳，逾期不缴纳的，处应缴纳危险废物排污费金额一倍以上三倍以下的罚款。

第七十六条 违反本法规定,危险废物产生者不处置其产生的危险废物又不承担依法应当承担的处置费用的,由县级以上地方人民政府环境保护行政主管部门责令限期改正,处代为处置费用一倍以上三倍以下的罚款。

第七十七条 无经营许可证或者不按照经营许可证规定从事收集、贮存、利用、处置危险废物经营活动的,由县级以上人民政府环境保护行政主管部门责令停止违法行为,没收违法所得,可以并处违法所得三倍以下的罚款。

不按照经营许可证规定从事前款活动的,还可以由发证机关吊销经营许可证。

第七十八条 违反本法规定,将中华人民共和国境外的固体废物进境倾倒、堆放、处置的,进口属于禁止进口的固体废物或者未经许可擅自进口属于限制进口的固体废物用作原料的,由海关责令退运该固体废物,可以并处十万元以上一百万元以下的罚款;构成犯罪的,依法追究刑事责任。进口者不明的,由承运人承担退运该固体废物的责任,或者承担该固体废物的处置费用。

逃避海关监管将中华人民共和国境外的固体废物运输进境,构成犯罪的,依法追究刑事责任。

第七十九条 违反本法规定,经中华人民共和国过境转移危险废物的,由海关责令退运该危险废物,可以并处五万元以上五十万元以下的罚款。

第八十条 对已经非法入境的固体废物,由省级以上人民政府环境保护行政主管部门依法向海关提出处理意见,海关应当依照本法第七十八条的规定作出处罚决定;已经造成环境污染的,由省级以上人民政府环境保护行政主管部门责令进口者消除污染。

　　第八十一条　违反本法规定,造成固体废物严重污染环境的,由县级以上人民政府环境保护行政主管部门按照国务院规定的权限决定限期治理;逾期未完成治理任务的,由本级人民政府决定停业或者关闭。

　　第八十二条　违反本法规定,造成固体废物污染环境事故的,由县级以上人民政府环境保护行政主管部门处二万元以上二十万元以下的罚款;造成重大损失的,按照直接损失的百分之三十计算罚款,但是最高不超过一百万元,对负有责任的主管人员和其他直接责任人员,依法给予行政处分;造成固体废物污染环境重大事故的,并由县级以上人民政府按照国务院规定的权限决定停业或者关闭。

　　第八十三条　违反本法规定,收集、贮存、利用、处置危险废物,造成重大环境污染事故,构成犯罪的,依法追究刑事责任。

　　第八十四条　受到固体废物污染损害的单位和个人,有权要求依法赔偿损失。

　　赔偿责任和赔偿金额的纠纷,可以根据当事人的请求,由环境保护行政主管部门或者其他固体废物污染环境防治工作的监督管理部门调解处理;调解不成的,当事人可以向人民法院提起诉讼。当事人也可以直接向人民法院提起诉讼。

　　国家鼓励法律服务机构对固体废物污染环境诉讼中的受害人提供法律援助。

　　第八十五条　造成固体废物污染环境的,应当排除危害,依法赔偿损失,并采取措施恢复环境原状。

第八十六条 因固体废物污染环境引起的损害赔偿诉讼,由加害人就法律规定的免责事由及其行为与损害结果之间不存在因果关系承担举证责任。

第八十七条 固体废物污染环境的损害赔偿责任和赔偿金额的纠纷,当事人可以委托环境监测机构提供监测数据。环境监测机构应当接受委托,如实提供有关监测数据。

第六章 附 则

第八十八条 本法下列用语的含义:

(一)固体废物,是指在生产、生活和其他活动中产生的丧失原有利用价值或者虽未丧失利用价值但被抛弃或者放弃的固态、半固态和置于容器中的气态的物品、物质以及法律、行政法规规定纳入固体废物管理的物品、物质。

(二)工业固体废物,是指在工业生产活动中产生的固体废物。

(三)生活垃圾,是指在日常生活中或者为日常生活提供服务的活动中产生的固体废物以及法律、行政法规规定视为生活垃圾的固体废物。

(四)危险废物,是指列入国家危险废物名录或者根据国家规定的危险废物鉴别标准和鉴别方法认定的具有危险特性的固体废物。

(五)贮存,是指将固体废物临时置于特定设施或者场所中的活动。

(六)处置,是指将固体废物焚烧和用其他改变固体废物的物理、化学、生物特性的方法,达到减少已产生的固体废物数量、缩小固体废物体积、减少或者消除其危险成分的活动,或者将固体废物最终置于符合环境保护规定要求的填埋场的活动。

（七）利用,是指从固体废物中提取物质作为原材料或者燃料的活动。

第八十九条 液态废物的污染防治,适用本法;但是,排入水体的废水的污染防治适用有关法律,不适用本法。

第九十条 中华人民共和国缔结或者参加的与固体废物污染环境防治有关的国际条约与本法有不同规定的,适用国际条约的规定;但是,中华人民共和国声明保留的条款除外。

第九十一条 本法自2005年4月1日起施行。

消毒管理办法

（《消毒管理办法》的修订已于2001年12月29日通过,自2002年7月1日起施行。1992年8月31日发布的《消毒管理办法》同时废止。）

第一章 总 则

第一条 为了加强消毒管理,预防和控制感染性疾病的传播,保障人体健康,根据《中华人民共和国传染病防治法》及其实施办法的有关规定,制定本办法。

第二条 本办法适用于医疗卫生机构、消毒服务机构以及从事消毒产品生产、经营活动的单位和个人。

其他需要消毒的场所和物品管理也适用于本办法。

第三条 卫生部主管全国消毒监督管理工作。

铁路、交通卫生主管机构依照本办法负责本系统的消毒监督管理工作。

第二章　消毒的卫生要求

第四条　医疗卫生机构应当建立消毒管理组织,制定消毒管理制度,执行国家有关规范、标准和规定,定期开展消毒与灭菌效果检测工作。

第五条　医疗卫生机构工作人员应当接受消毒技术培训、掌握消毒知识,并按规定严格执行消毒隔离制度。

第六条　医疗卫生机构使用的进入人体组织或无菌器官的医疗用品必须达到灭菌要求。各种注射、穿刺、采血器具应当一人一用一灭菌。凡接触皮肤、黏膜的器械和用品必须达到消毒要求。

医疗卫生机构使用的一次性使用医疗用品用后应当及时进行无害化处理。

第七条　医疗卫生机构购进消毒产品必须建立并执行进货检查验收制度。

第八条　医疗卫生机构的环境、物品应当符合国家有关规范、标准和规定。排放废弃的污水、污物应当按照国家有关规定进行无害化处理。运送传染病病人及其污染物品的车辆、工具必须随时进行消毒处理。

第九条　医疗卫生机构发生感染性疾病暴发、流行时,应当及时报告当地卫生行政部门,并采取有效消毒措施。

第十条　加工、出售、运输被传染病病原体污染或者来自疫区可能被传染病病原体污染的皮毛,应当进行消毒处理。

第十一条　托幼机构应当健全和执行消毒管理制度,对室内空气、餐(饮)具、毛巾、玩具和其他幼儿活动的场所及接触的物品定期进行消毒。

第十二条　出租衣物及洗涤衣物的单位和个人,应当对相关物品及场所进行消毒。

第十三条　从事致病微生物实验的单位应当执行有关的管理制度、操作规程,对实验的器材、污染物品等按规定进行消毒,防止实验室感染和致病微生物的扩散。

第十四条　殡仪馆、火葬场内与遗体接触的物品及运送遗体的车辆应当及时消毒。

第十五条　招用流动人员 200 人以上的用工单位,应当对流动人员集中生活起居的场所及使用的物品定期进行消毒。

第十六条　疫源地的消毒应当执行国家有关规范、标准和规定。

第十七条　公共场所、食品、生活饮用水、血液制品的消毒管理,按有关法律、法规的规定执行。

第三章　消毒产品的生产经营

第十八条　消毒产品应当符合国家有关规范、标准和规定。

第十九条　消毒产品的生产应当符合国家有关规范、标准和规定,对生产的消毒产品应当进行检验,不合格者不得出厂。

第二十条　消毒剂、消毒器械、卫生用品和一次性使用医疗用品的生产企业应当取得所在地省级卫生行政部门发放的卫生许可证后,方可从事消毒产品的生产。

第二十一条　省级卫生行政部门应当自受理消毒产品生产企业的申请之日起一个月内作出是否批准的决定。对符合《消毒产品生产企业卫生规范》要求的，发给卫生许可证；对不符合的，不予批准，并说明理由。

第二十二条　消毒产品生产企业卫生许可证编号格式为：(省、自治区、直辖市简称)卫消证字(发证年份)第××××号。

消毒产品生产企业卫生许可证的生产项目分为消毒剂类、消毒器械类、卫生用品类和一次性使用医疗用品类。

第二十三条　消毒产品生产企业卫生许可证有效期为四年，每年复核一次。

消毒产品生产企业卫生许可证有效期满前三个月，生产企业应当向原发证机关申请换发卫生许可证。经审查符合要求的，换发新证。新证延用原卫生许可证编号。

第二十四条　消毒产品生产企业迁移厂址或者另设分厂(车间)，应当按本办法规定向生产场所所在地的省级卫生行政部门申请消毒产品生产企业卫生许可证。

产品包装上标注的厂址、卫生许可证号应当是实际生产地地址和其卫生许可证号。

第二十五条　取得卫生许可证的消毒产品生产企业变更企业名称、法定代表人或者生产类别的，应当向原发证机关提出申请，经审查同意，换发新证。新证延用原卫生许可证编号。

第二十六条　卫生用品和一次性使用医疗用品在投放市场前应当向省级卫生行政部门备案。备案时按照卫生部制定的卫生用品和一次性使用医疗用品备案管理规定的要求提交资料。

省级卫生行政部门自受理申请之日起十五日内对符合要求的，发给备案凭证。备案文号格式为：(省、自治区、直辖市简称)卫消备字(发证年份)第××××号。不予备案的,应当说明理由。

备案凭证在全国范围内有效。

第二十七条　进口卫生用品和一次性使用医疗用品在首次进入中国市场销售前应当向卫生部备案。备案时按照卫生部制定的卫生用品和一次性使用医疗用品备案管理规定的要求提交资料。必要时,卫生部可以对生产企业进行现场审核。

卫生部自受理申请之日起十五日内对符合要求的,发给备案凭证。备案文号格式为:卫消备进字(发证年份)第××××号。不予备案的,应当说明理由。

第二十八条　生产消毒剂、消毒器械应当按照本办法规定取得卫生部颁发的消毒剂、消毒器械卫生许可批件。

第二十九条　生产企业申请消毒剂、消毒器械卫生许可批件的审批程序是:

(一)生产企业应当按卫生部消毒产品申报与受理规定的要求,向所在地省级卫生行政部门提出申请,由省级卫生行政部门对其申报资料和样品进行初审;

(二)省级卫生行政部门自受理之日起一个月内完成对申报资料完整性、合法性和规范性的审查,审查合格的方可报卫生部审批;

(三)卫生部自受理申报之日起四个月内作出是否批准的决定。

卫生部对批准的产品,发给消毒剂、消毒器械卫生许可批件,批准文号格式为:卫消字(年份)第××××号。不予批准的,应当说明理由。

第三十条　申请进口消毒剂、消毒器械卫生许可批件的,应当直接向卫生部提出申请,并按照卫生部消毒产品申报与受理规定的要求提交有关材料。必要时,卫生部可以对生产企业现场进行审核。

卫生部应当自受理申报之日起四个月内做出是否批准的决定。对批准进口的,发给进口消毒剂、消毒器械卫生许可批件,批准文号格式为:卫消进字(年份)第××××号。不予批准的,应当说明理由。

第三十一条　消毒剂、消毒器械卫生许可批件的有效期为四年。有效期满前六个月,生产企业或者进口产品代理商应当按照卫生部消毒产品申报与受理规定的要求提出换发卫生许可批件申请。获准换发的,卫生许可批件延用原批准文号。

第三十二条　经营者采购消毒产品时,应当索取下列有效证件:

(一)生产企业卫生许可证复印件;

(二)产品备案凭证或者卫生许可批件复印件。

有效证件的复印件应当加盖原件持有者的印章。

第三十三条　消毒产品的命名、标签(含说明书)应当符合卫生部的有关规定。

消毒产品的标签(含说明书)和宣传内容必须真实,不得出现或暗示对疾病的治疗效果。

第三十四条　禁止生产经营下列消毒产品:

(一)无生产企业卫生许可证、产品备案凭证或卫生许可批件的;

(二)产品卫生质量不符合要求的。

第四章　消毒服务机构

第三十五条　消毒服务机构应当向省级卫生行政部门提出申请,取得省级卫生行政部门发放的卫生许可证后方可开展消毒服务。

消毒服务机构卫生许可证编号格式为:(省、自治区、直辖市简称)卫消服证字(发证年份)第××××号,有效期四年,每年复核一次。有效期满前三个月,消毒服务机构应当向原发证机关申请换发卫生许可证。经审查符合要求的,换发新证。新证延用原卫生许可证编号。

第三十六条　消毒服务机构应当符合以下要求:

(一)具备符合国家有关规范、标准和规定的消毒与灭菌设备;

(二)其消毒与灭菌工艺流程和工作环境必须符合卫生要求;

(三)具有能对消毒与灭菌效果进行检测的人员和条件,建立自检制度;

(四)用环氧乙烷和电离辐射的方法进行消毒与灭菌的,其安全与环境保护等方面的要求按国家有关规定执行;

(五)从事用环氧乙烷和电离辐射进行消毒服务的人员必须经过省级卫生行政部门的专业技术培训,以其他消毒方法进行消毒服务的人员必须经过设区的市(地)级以上卫生行政部门组织的专业技术培训,取得相应资格证书后方可上岗工作。

第三十七条　消毒服务机构不得购置和使用不符合本办法规定的消毒产品。

第三十八条　消毒服务机构应当接受当地卫生行政部

233

门的监督。

第五章 监 督

第三十九条 县级以上卫生行政部门对消毒工作行使下列监督管理职权：

（一）对有关机构、场所和物品的消毒工作进行监督检查；

（二）对消毒产品生产企业执行《消毒产品生产企业卫生规范》情况进行监督检查；

（三）对消毒产品的卫生质量进行监督检查；

（四）对消毒服务机构的消毒服务质量进行监督检查；

（五）对违反本办法的行为采取行政控制措施；

（六）对违反本办法的行为给予行政处罚。

第四十条 有下列情形之一的，省级以上卫生行政部门可以对已获得卫生许可批件和备案凭证的消毒产品进行重新审查：

（一）产品配方、生产工艺真实性受到质疑的；

（二）产品安全性、消毒效果受到质疑的；

（三）产品宣传内容、标签（含说明书）受到质疑的。

第四十一条 消毒产品卫生许可批件的持有者应当在接到省级以上卫生行政部门重新审查通知一个月内，按照通知的有关要求提交材料。超过上述期限未提交有关材料的，视为放弃重新审查，省级以上卫生行政部门可以注销产品卫生许可批准文号或备案文号。

第四十二条 省级以上卫生行政部门自收到重新审查所需的全部材料之日起一个月内，应当作出重新审查决定。有下列情形之一的，注销产品卫生许可批准文号或备案文号：

（一）擅自更改产品名称、配方、生产工艺的；

（二）产品安全性、消毒效果达不到要求的；

（三）夸大宣传的。

第四十三条　消毒产品检验机构应当经省级以上卫生行政部门认定。未经认定的，不得从事消毒产品检验工作。

消毒产品检验机构出具的检验和评价报告，应当客观、真实，符合有关规范、标准和规定。

消毒产品检验机构出具的检验报告，在全国范围内有效。

第四十四条　对出具虚假检验报告或者疏于管理难以保证检验质量的消毒产品检验机构，由省级以上卫生行政部门责令改正，并予以通报批评；情节严重的，取消认定资格。被取消认定资格的检验机构二年内不得重新申请认定。

第六章　罚　　则

第四十五条　医疗卫生机构违反本办法第四、五、六、七、八、九条规定的，由县级以上地方卫生行政部门责令限期改正，可以处 5 000 元以下罚款；造成感染性疾病暴发的，可以处 5 000 元以上 20 000 元以下罚款。

第四十六条　加工、出售、运输被传染病病原体污染或者来自疫区可能被传染病病原体污染的皮毛，未按国家有关规定进行消毒处理的，应当按照《传染病防治法实施办法》第六十八条的有关规定给予处罚。

第四十七条　消毒产品生产经营单位违反本办法第三十三、三十四条规定的，由县级以上地方卫生行政部门责令其限期改正，可以处 5 000 元以下罚款；造成感染性疾病暴发的,可以处 5 000 元以上 20 000 元以下的罚款。

第四十八条 消毒服务机构违反本办法规定,有下列情形之一的,由县级以上卫生行政部门责令其限期改正,可以处 5 000 元以下的罚款;造成感染性疾病发生的,可以处 5 000 元以上 20 000 元以下的罚款:

(一)消毒后的物品未达到卫生标准和要求的;

(二)未取得卫生许可证从事消毒服务业务的。

第七章 附 则

第四十九条 本办法下列用语的含义:

感染性疾病:由微生物引起的疾病。

消毒产品:包括消毒剂、消毒器械(含生物指示物、化学指示物和灭菌物品包装物)、卫生用品和一次性使用医疗用品。

消毒服务机构:指为社会提供可能被污染的物品及场所、卫生用品和一次性使用医疗用品等进行消毒与灭菌服务的单位。

医疗卫生机构:指医疗保健、疾病控制、采供血机构及与上述机构业务活动相同的单位。

第五十条 本办法由卫生部负责解释。

第五十一条 本办法自 2002 年 7 月 1 日起施行。1992年 8 月 31 日卫生部发布的《消毒管理办法》同时废止。

医疗卫生机构医疗废物管理办法

(《医疗卫生机构医疗废物管理办法》已于 2003 年 8 月14 日经卫生部部务会议讨论通过,自发布之日起施行。)

第一章　总　　则

第一条　为规范医疗卫生机构对医疗废物的管理,有效预防和控制医疗废物对人体健康和环境产生危害,根据《医疗废物管理条例》,制定本办法。

第二条　各级各类医疗卫生机构应当按照《医疗废物管理条例》和本办法的规定对医疗废物进行管理。

第三条　卫生部对全国医疗卫生机构的医疗废物管理工作实施监督。

县级以上地方人民政府卫生行政部门对本行政区域医疗卫生机构的医疗废物管理工作实施监督。

第二章　医疗卫生机构对医疗废物的管理职责

第四条　医疗卫生机构应当建立、健全医疗废物管理责任制,其法定代表人或者主要负责人为第一责任人,切实履行职责,确保医疗废物的安全管理。

第五条　医疗卫生机构应当依据国家有关法律、行政法规、部门规章和规范性文件的规定,制定并落实医疗废物管理的规章制度、工作流程和要求、有关人员的工作职责及发生医疗卫生机构内医疗废物流失、泄漏、扩散和意外事故的应急方案。内容包括:

(一)医疗卫生机构内医疗废物各产生地点对医疗废物分类收集方法和工作要求;

(二)医疗卫生机构内医疗废物的产生地点、暂时贮存地点的工作制度及从产生地点运送至暂时贮存地点的工作要求;

(三)医疗废物在医疗卫生机构内部运送及将医疗废物

交由医疗废物处置单位的有关交接、登记的规定；

（四）医疗废物管理过程中的特殊操作程序及发生医疗废物流失、泄漏、扩散和意外事故的紧急处理措施；

（五）医疗废物分类收集、运送、暂时贮存过程中有关工作人员的职业卫生安全防护。

第六条 医疗卫生机构应当设置负责医疗废物管理的监控部门或者专（兼）职人员，履行以下职责：

（一）负责指导、检查医疗废物分类收集、运送、暂时贮存及机构内处置过程中各项工作的落实情况；

（二）负责指导、检查医疗废物分类收集、运送、暂时贮存及机构内处置过程中的职业卫生安全防护工作；

（三）负责组织医疗废物流失、泄漏、扩散和意外事故发生时的紧急处理工作；

（四）负责组织有关医疗废物管理的培训工作；

（五）负责有关医疗废物登记和档案资料的管理；

（六）负责及时分析和处理医疗废物管理中的其他问题。

第七条 医疗卫生机构发生医疗废物流失、泄漏、扩散时，应当在 48 小时内向所在地的县级人民政府卫生行政主管部门、环境保护行政主管部门报告，调查处理工作结束后，医疗卫生机构应当将调查处理结果向所在地的县级人民政府卫生行政主管部门、环境保护行政主管部门报告。

县级人民政府卫生行政主管部门每月逐级上报至当地省级人民政府卫生行政主管部门。

省级人民政府卫生行政主管部门每半年汇总后报卫生部。

第八条 医疗卫生机构发生因医疗废物管理不当导致 1

人以上死亡或者 3 人以上健康损害,需要对致病人员提供医疗救护和现场救援的重大事故时,应当在 24 小时内向所在地的县级人民政府卫生行政主管部门、环境保护行政主管部门报告,并根据《医疗废物管理条例》的规定,采取相应紧急处理措施。

县级人民政府卫生行政主管部门接到报告后,应当在 12 小时内逐级向省级人民政府卫生行政主管部门报告。

省级人民政府卫生行政主管部门接到报告后,应当在 12 小时内向卫生部报告。

发生医疗废物导致传染病传播或者有证据证明传染病传播的事故有可能发生时,应当按照《传染病防治法》及有关规定报告,并采取相应措施。

第九条 医疗卫生机构应当根据医疗废物分类收集、运送、暂时贮存及机构内处置过程中所需要的专业技术、职业卫生安全防护和紧急处理知识等,制订相关工作人员的培训计划并组织实施。

第三章 分类收集、运送与暂时贮存

第十条 医疗卫生机构应当根据《医疗废物分类目录》,对医疗废物实施分类管理。

第十一条 医疗卫生机构应当按照以下要求,及时分类收集医疗废物:

(一)根据医疗废物的类别,将医疗废物分置于符合《医疗废物专用包装物、容器的标准和警示标识的规定》的包装物或者容器内;

(二)在盛装医疗废物前,应当对医疗废物包装物或者容器进行认真检查,确保无破损、渗漏和其他缺陷;

（三）感染性废物、病理性废物、损伤性废物、药物性废物及化学性废物不能混合收集。少量的药物性废物可以混入感染性废物，但应当在标签上注明；

（四）废弃的麻醉、精神、放射性、毒性等药品及其相关的废物的管理，依照有关法律、行政法规和国家有关规定、标准执行；

（五）化学性废物中批量的废化学试剂、废消毒剂应当交由专门机构处置；

（六）批量的含有汞的体温计、血压计等医疗器具报废时，应当交由专门机构处置；

（七）医疗废物中病原体的培养基、标本和菌种、毒种保存液等高危险废物，应当首先在产生地点进行压力蒸汽灭菌或者化学消毒处理，然后按感染性废物收集处理；

（八）隔离的传染病病人或者疑似传染病病人产生的具有传染性的排泄物，应当按照国家规定严格消毒，达到国家规定的排放标准后方可排入污水处理系统；

（九）隔离的传染病病人或者疑似传染病病人产生的医疗废物应当使用双层包装物，并及时密封；

（十）放入包装物或者容器内的感染性废物、病理性废物、损伤性废物不得取出。

第十二条 医疗卫生机构内医疗废物产生地点应当有医疗废物分类收集方法的示意图或者文字说明。

第十三条 盛装的医疗废物达到包装物或者容器的 3/4 时，应当使用有效的封口方式，使包装物或者容器的封口紧实、严密。

第十四条 包装物或者容器的外表面被感染性废物污

染时,应当对被污染处进行消毒处理或者增加一层包装。

第十五条 盛装医疗废物的每个包装物、容器外表面应当有警示标识,在每个包装物、容器上应当系中文标签,中文标签的内容应当包括:医疗废物产生单位、产生日期、类别及需要的特别说明等。

第十六条 运送人员每天从医疗废物产生地点将分类包装的医疗废物按照规定的时间和路线运送至内部指定的暂时贮存地点。

第十七条 运送人员在运送医疗废物前,应当检查包装物或者容器的标识、标签及封口是否符合要求,不得将不符合要求的医疗废物运送至暂时贮存地点。

第十八条 运送人员在运送医疗废物时,应当防止造成包装物或容器破损和医疗废物的流失、泄漏和扩散,并防止医疗废物直接接触身体。

第十九条 运送医疗废物应当使用防渗漏、防遗撒、无锐利边角、易于装卸和清洁的专用运送工具。

每天运送工作结束后,应当对运送工具及时进行清洁和消毒。

第二十条 医疗卫生机构应当建立医疗废物暂时贮存设施、设备,不得露天存放医疗废物;医疗废物暂时贮存的时间不得超过2天。

第二十一条 医疗卫生机构建立的医疗废物暂时贮存设施、设备应当达到以下要求:

(一)远离医疗区、食品加工区、人员活动区和生活垃圾存放场所,方便医疗废物运送人员及运送工具、车辆的出入;

(二)有严密的封闭措施,设专(兼)职人员管理,防止非工作人员接触医疗废物；

（三）有防鼠、防蚊蝇、防蟑螂的安全措施；

（四）防止渗漏和雨水冲刷；

（五）易于清洁和消毒；

（六）避免阳光直射；

（七）设有明显的医疗废物警示标识和"禁止吸烟、饮食"的警示标识。

第二十二条 暂时贮存病理性废物，应当具备低温贮存或者防腐条件。

第二十三条 医疗卫生机构应当将医疗废物交由取得县级以上人民政府环境保护行政主管部门许可的医疗废物集中处置单位处置，依照危险废物转移联单制度填写和保存转移联单。

第二十四条 医疗卫生机构应当对医疗废物进行登记，登记内容应当包括医疗废物的来源、种类、重量或者数量、交接时间、最终去向以及经办人签名等项目。登记资料至少保存3年。

第二十五条 医疗废物转交出去后，应当对暂时贮存地点、设施及时进行清洁和消毒处理。

第二十六条 禁止医疗卫生机构及其工作人员转让、买卖医疗废物。

禁止在非收集、非暂时贮存地点倾倒、堆放医疗废物，禁止将医疗废物混入其他废物和生活垃圾。

第二十七条 不具备集中处置医疗废物条件的农村地区，医疗卫生机构应当按照当地卫生行政主管部门和环境保护主管部门的要求，自行就地处置其产生的医疗废物。自行

处置医疗废物的,应当符合以下基本要求:

（一）使用后的一次性医疗器具和容易致人损伤的医疗废物应当消毒并作毁形处理;

（二）能够焚烧的,应当及时焚烧;

（三）不能焚烧的,应当消毒后集中填埋。

第二十八条　医疗卫生机构发生医疗废物流失、泄漏、扩散和意外事故时,应当按照以下要求及时采取紧急处理措施:

（一）确定流失、泄漏、扩散的医疗废物的类别、数量、发生时间、影响范围及严重程度;

（二）组织有关人员尽快按照应急方案,对发生医疗废物泄漏、扩散的现场进行处理;

（三）对被医疗废物污染的区域进行处理时,应当尽可能减少对病人、医务人员、其他现场人员及环境的影响;

（四）采取适当的安全处置措施,对泄漏物及受污染的区域、物品进行消毒或者其他无害化处置,必要时封锁污染区域,以防扩大污染;

（五）对感染性废物污染区域进行消毒时,消毒工作从污染最轻区域向污染最严重区域进行,对可能被污染的所有使用过的工具也应当进行消毒;

（六）工作人员应当做好卫生安全防护后进行工作。

处理工作结束后,医疗卫生机构应当对事件的起因进行调查,并采取有效的防范措施预防类似事件的发生。

第四章　人员培训和职业安全防护

第二十九条　医疗卫生机构应当对本机构工作人员进行培训,提高全体工作人员对医疗废物管理工作的认识。对从事医疗废物分类收集、运送、暂时贮存、处置等工作的人员和管理人员,进行相关法律和专业技术、安全防护以及紧急处理等知识的培训。

第三十条 医疗废物相关工作人员和管理人员应当达到以下要求:

(一)掌握国家相关法律、法规、规章和有关规范性文件的规定,熟悉本机构制定的医疗废物管理的规章制度、工作流程和各项工作要求;

(二)掌握医疗废物分类收集、运送、暂时贮存的正确方法和操作程序;

(三)掌握医疗废物分类中的安全知识、专业技术、职业卫生安全防护等知识;

(四)掌握在医疗废物分类收集、运送、暂时贮存及处置过程中预防被医疗废物刺伤、擦伤等伤害的措施及发生后的处理措施;

(五)掌握发生医疗废物流失、泄漏、扩散和意外事故情况时的紧急处理措施。

第三十一条 医疗卫生机构应当根据接触医疗废物种类及风险大小的不同,采取适宜、有效的职业卫生防护措施,为机构内从事医疗废物分类收集、运送、暂时贮存和处置等工作的人员和管理人员配备必要的防护用品,定期进行健康检查,必要时,对有关人员进行免疫接种,防止其受到健康损害。

第三十二条 医疗卫生机构的工作人员在工作中发生被医疗废物刺伤、擦伤等伤害时,应当采取相应的处理措施,并及时报告机构内的相关部门。

第五章　监督管理

第三十三条　县级以上地方人民政府卫生行政主管部门应当依照《医疗废物管理条例》和本办法的规定,对所辖区域的医疗卫生机构进行定期监督检查和不定期抽查。

第三十四条　对医疗卫生机构监督检查和抽查的主要内容是:

(一)医疗废物管理的规章制度及落实情况;

(二)医疗废物分类收集、运送、暂时贮存及机构内处置的工作状况;

(三)有关医疗废物管理的登记资料和记录;

(四)医疗废物管理工作中,相关人员的安全防护工作;

(五)发生医疗废物流失、泄漏、扩散和意外事故的上报及调查处理情况;

(六)进行现场卫生学监测。

第三十五条　卫生行政主管部门在监督检查或者抽查中发现医疗卫生机构存在隐患时,应当责令立即消除隐患。

第三十六条　县级以上卫生行政主管部门应当对医疗卫生机构发生违反《医疗废物管理条例》和本办法规定的行为依法进行查处。

第三十七条　发生因医疗废物管理不当导致发生传染病传播事故,或者有证据证明传染病传播的事故有可能发生时,卫生行政主管部门应当按照《医疗废物管理条例》第四十条的规定及时采取相应措施。

第三十八条　医疗卫生机构对卫生行政主管部门的检查、监测、调查取证等工作,应当予以配合,不得拒绝和阻碍,不得提供虚假材料。

第六章　罚　则

第三十九条　医疗卫生机构违反《医疗废物管理条例》及本办法规定,有下列情形之一的,由县级以上地方人民政府卫生行政主管部门责令限期改正、给予警告;逾期不改正的,处以 2 000 元以上 5 000 元以下的罚款:

(一)未建立、健全医疗废物管理制度,或者未设置监控部门或者专(兼)职人员的;

(二)未对有关人员进行相关法律和专业技术、安全防护以及紧急处理等知识的培训的;

(三)未对医疗废物进行登记或者未保存登记资料的;

(四)未对机构内从事医疗废物分类收集、运送、暂时贮存、处置等工作的人员和管理人员采取职业卫生防护措施的;

(五)未对使用后的医疗废物运送工具及时进行清洁和消毒的;

(六)自行建有医疗废物处置设施的医疗卫生机构,未定期对医疗废物处置设施的卫生学效果进行检测、评价,或者未将检测、评价效果存档、报告的。

第四十条　医疗卫生机构违反《医疗废物管理条例》及本办法规定,有下列情形之一的,由县级以上地方人民政府卫生行政主管部门责令限期改正、给予警告,可以并处 5 000 元以下的罚款;逾期不改正的,处 5 000 元以上 3 万元以下的罚款:

(一)医疗废物暂时贮存地点、设施或者设备不符合卫生要求的;

(二)未将医疗废物按类别分置于专用包装物或者容

器的；

（三）使用的医疗废物运送工具不符合要求的。

第四十一条　医疗卫生机构违反《医疗废物管理条例》及本办法规定，有下列情形之一的，由县级以上地方人民政府卫生行政主管部门责令限期改正，给予警告，并处 5 000 元以上 1 万以下的罚款；逾期不改正的，处 1 万元以上 3 万元以下的罚款；造成传染病传播的，由原发证部门暂扣或者吊销医疗卫生机构执业许可证件；构成犯罪的，依法追究刑事责任：

（一）在医疗卫生机构内丢弃医疗废物和在非贮存地点倾倒、堆放医疗废物或者将医疗废物混入其他废物和生活垃圾的；

（二）将医疗废物交给未取得经营许可证的单位或者个人的；

（三）未按照条例及本办法的规定对污水、传染病病人和疑似传染病病人的排泄物进行严格消毒，或者未达到国家规定的排放标准，排入污水处理系统的；

（四）对收治的传染病病人或者疑似传染病病人产生的生活垃圾，未按照医疗废物进行管理和处置的。

第四十二条　医疗卫生机构转让、买卖医疗废物的，依照《医疗废物管理条例》第五十三条处罚。

第四十三条　医疗卫生机构发生医疗废物流失、泄漏、扩散时，未采取紧急处理措施，或者未及时向卫生行政主管部门报告的，由县级以上地方人民政府卫生行政主管部门责令改正，给予警告，并处 1 万元以上 3 万元以下的罚款；造成传染病传播的，由原发证部门暂扣或者吊销医疗卫生机构执业许可证件;构成犯罪的,依法追究刑事责任。

第四十四条 医疗卫生机构无正当理由,阻碍卫生行政主管部门执法人员执行职务,拒绝执法人员进入现场,或者不配合执法部门的检查、监测、调查取证的,由县级以上地方人民政府卫生行政主管部门责令改正,给予警告;拒不改正的,由原发证部门暂扣或者吊销医疗卫生机构执业许可证件;触犯《中华人民共和国治安管理处罚条例》,构成违反治安管理行为的,由公安机关依法予以处罚;构成犯罪的,依法追究刑事责任。

第四十五条 不具备集中处置医疗废物条件的农村,医疗卫生机构未按照《医疗废物管理条例》和本办法的要求处置医疗废物的,由县级以上地方人民政府卫生行政主管部门责令限期改正,给予警告;逾期不改的,处 1 000 元以上 5 000 元以下的罚款;造成传染病传播的,由原发证部门暂扣或者吊销医疗卫生机构执业许可证件;构成犯罪的,依法追究刑事责任。

第四十六条 医疗卫生机构违反《医疗废物管理条例》及本办法规定,导致传染病传播,给他人造成损害的,依法承担民事赔偿责任。

第七章 附 则

第四十七条 本办法所称医疗卫生机构指依照《医疗机构管理条例》的规定取得《医疗机构执业许可证》的机构及疾病预防控制机构、采供血机构。

第四十八条 本办法自公布之日起施行。

医疗废物管理条例

（2003 年 6 月 16 日中华人民共和国国务院令第 380 号公布。根据 2011 年 1 月 8 日《国务院关于废止和修改部分行政法规的决定》修订。）

第一章　总　则

第一条　为了加强医疗废物的安全管理，防止疾病传播，保护环境，保障人体健康，根据《中华人民共和国传染病防治法》和《中华人民共和国固体废物污染环境防治法》，制定本条例。

第二条　本条例所称医疗废物，是指医疗卫生机构在医疗、预防、保健以及其他相关活动中产生的具有直接或者间接感染性、毒性以及其他危害性的废物。

医疗废物分类目录，由国务院卫生行政主管部门和环境保护行政主管部门共同制定、公布。

第三条　本条例适用于医疗废物的收集、运送、贮存、处置以及监督管理等活动。

医疗卫生机构收治的传染病病人或者疑似传染病病人产生的生活垃圾，按照医疗废物进行管理和处置。

医疗卫生机构废弃的麻醉、精神、放射性、毒性等药品及其相关的废物的管理，依照有关法律、行政法规和国家有关规定、标准执行。

第四条　国家推行医疗废物集中无害化处置，鼓励有关医疗废物安全处置技术的研究与开发。

县级以上地方人民政府负责组织建设医疗废物集中处置设施。

国家对边远贫困地区建设医疗废物集中处置设施给予适当的支持。

第五条 县级以上各级人民政府卫生行政主管部门,对医疗废物收集、运送、贮存、处置活动中的疾病防治工作实施统一监督管理;环境保护行政主管部门,对医疗废物收集、运送、贮存、处置活动中的环境污染防治工作实施统一监督管理。

县级以上各级人民政府其他有关部门在各自的职责范围内负责与医疗废物处置有关的监督管理工作。

第六条 任何单位和个人有权对医疗卫生机构、医疗废物集中处置单位和监督管理部门及其工作人员的违法行为进行举报、投诉、检举和控告。

第二章 医疗废物管理的一般规定

第七条 医疗卫生机构和医疗废物集中处置单位,应当建立、健全医疗废物管理责任制,其法定代表人为第一责任人,切实履行职责,防止因医疗废物导致传染病传播和环境污染事故。

第八条 医疗卫生机构和医疗废物集中处置单位,应当制定与医疗废物安全处置有关的规章制度和在发生意外事故时的应急方案;设置监控部门或者专(兼)职人员,负责检查、督促、落实本单位医疗废物的管理工作,防止违反本条例的行为发生。

第九条 医疗卫生机构和医疗废物集中处置单位,应当对本单位从事医疗废物收集、运送、贮存、处置等工作的人员和管理人员,进行相关法律和专业技术、安全防护以及紧急处理等知识的培训。

第十条　医疗卫生机构和医疗废物集中处置单位,应当采取有效的职业卫生防护措施,为从事医疗废物收集、运送、贮存、处置等工作的人员和管理人员,配备必要的防护用品,定期进行健康检查;必要时,对有关人员进行免疫接种,防止其受到健康损害。

第十一条　医疗卫生机构和医疗废物集中处置单位,应当依照《中华人民共和国固体废物污染环境防治法》的规定,执行危险废物转移联单管理制度。

第十二条　医疗卫生机构和医疗废物集中处置单位,应当对医疗废物进行登记,登记内容应当包括医疗废物的来源、种类、重量或者数量、交接时间、处置方法、最终去向以及经办人签名等项目。登记资料至少保存3年。

第十三条　医疗卫生机构和医疗废物集中处置单位,应当采取有效措施,防止医疗废物流失、泄漏、扩散。

发生医疗废物流失、泄漏、扩散时,医疗卫生机构和医疗废物集中处置单位应当采取减少危害的紧急处理措施,对致病人员提供医疗救护和现场救援;同时向所在地的县级人民政府卫生行政主管部门、环境保护行政主管部门报告,并向可能受到危害的单位和居民通报。

第十四条　禁止任何单位和个人转让、买卖医疗废物。

禁止在运送过程中丢弃医疗废物;禁止在非贮存地点倾倒、堆放医疗废物或者将医疗废物混入其他废物和生活垃圾。

第十五条　禁止邮寄医疗废物。

禁止通过铁路、航空运输医疗废物。

有陆路通道的,禁止通过水路运输医疗废物;没有陆路通道必须经水路运输医疗废物的,应当经设区的市级以上人民政府环境保护行政主管部门批准,并采取严格的环境保护措施后,方可通过水路运输。

禁止将医疗废物与旅客在同一运输工具上载运。

禁止在饮用水源保护区的水体上运输医疗废物。

第三章 医疗卫生机构对医疗废物的管理

第十六条 医疗卫生机构应当及时收集本单位产生的医疗废物,并按照类别分置于防渗漏、防锐器穿透的专用包装物或者密闭的容器内。

医疗废物专用包装物、容器,应当有明显的警示标识和警示说明。

医疗废物专用包装物、容器的标准和警示标识的规定,由国务院卫生行政主管部门和环境保护行政主管部门共同制定。

第十七条 医疗卫生机构应当建立医疗废物的暂时贮存设施、设备,不得露天存放医疗废物;医疗废物暂时贮存的时间不得超过2天。

医疗废物的暂时贮存设施、设备,应当远离医疗区、食品加工区和人员活动区以及生活垃圾存放场所,并设置明显的警示标识和防渗漏、防鼠、防蚊蝇、防蟑螂、防盗以及预防儿童接触等安全措施。

医疗废物的暂时贮存设施、设备应当定期消毒和清洁。

第十八条 医疗卫生机构应当使用防渗漏、防遗撒的专用运送工具,按照本单位确定的内部医疗废物运送时间、路线,将医疗废物收集、运送至暂时贮存地点。

运送工具使用后应当在医疗卫生机构内指定的地点及时消毒和清洁。

第十九条 医疗卫生机构应当根据就近集中处置的原则,及时将医疗废物交由医疗废物集中处置单位处置。

医疗废物中病原体的培养基、标本和菌种、毒种保存液等高危险废物,在交医疗废物集中处置单位处置前应当就地消毒。

第二十条 医疗卫生机构产生的污水、传染病病人或者疑似传染病病人的排泄物,应当按照国家规定严格消毒;达到国家规定的排放标准后,方可排入污水处理系统。

第二十一条 不具备集中处置医疗废物条件的农村,医疗卫生机构应当按照县级人民政府卫生行政主管部门、环境保护行政主管部门的要求,自行就地处置其产生的医疗废物。自行处置医疗废物的,应当符合下列基本要求:

(一)使用后的一次性医疗器具和容易致人损伤的医疗废物,应当消毒并作毁形处理;

(二)能够焚烧的,应当及时焚烧;

(三)不能焚烧的,消毒后集中填埋。

第四章 医疗废物的集中处置

第二十二条 从事医疗废物集中处置活动的单位,应当向县级以上人民政府环境保护行政主管部门申请领取经营许可证;未取得经营许可证的单位,不得从事有关医疗废物集中处置的活动。

第二十三条 医疗废物集中处置单位,应当符合下列条件:

（一）具有符合环境保护和卫生要求的医疗废物贮存、处置设施或者设备；

（二）具有经过培训的技术人员以及相应的技术工人；

（三）具有负责医疗废物处置效果检测、评价工作的机构和人员；

（四）具有保证医疗废物安全处置的规章制度。

第二十四条 医疗废物集中处置单位的贮存、处置设施，应当远离居（村）民居住区、水源保护区和交通干道，与工厂、企业等工作场所有适当的安全防护距离，并符合国务院环境保护行政主管部门的规定。

第二十五条 医疗废物集中处置单位应当至少每2天到医疗卫生机构收集、运送一次医疗废物，并负责医疗废物的贮存、处置。

第二十六条 医疗废物集中处置单位运送医疗废物，应当遵守国家有关危险货物运输管理的规定，使用有明显医疗废物标识的专用车辆。医疗废物专用车辆应当达到防渗漏、防遗撒以及其他环境保护和卫生要求。

运送医疗废物的专用车辆使用后，应当在医疗废物集中处置场所内及时进行消毒和清洁。

运送医疗废物的专用车辆不得运送其他物品。

第二十七条 医疗废物集中处置单位在运送医疗废物过程中应当确保安全，不得丢弃、遗撒医疗废物。

第二十八条 医疗废物集中处置单位应当安装污染物排放在线监控装置，并确保监控装置经常处于正常运行状态。

第二十九条 医疗废物集中处置单位处置医疗废物，应当符合国家规定的环境保护、卫生标准、规范。

第三十条　医疗废物集中处置单位应当按照环境保护行政主管部门和卫生行政主管部门的规定,定期对医疗废物处置设施的环境污染防治和卫生学效果进行检测、评价。检测、评价结果存入医疗废物集中处置单位档案,每半年向所在地环境保护行政主管部门和卫生行政主管部门报告一次。

第三十一条　医疗废物集中处置单位处置医疗废物,按照国家有关规定向医疗卫生机构收取医疗废物处置费用。

医疗卫生机构按照规定支付的医疗废物处置费用,可以纳入医疗成本。

第三十二条　各地区应当利用和改造现有固体废物处置设施和其他设施,对医疗废物集中处置,并达到基本的环境保护和卫生要求。

第三十三条　尚无集中处置设施或者处置能力不足的城市,自本条例施行之日起,设区的市级以上城市应当在1年内建成医疗废物集中处置设施;县级市应当在2年内建成医疗废物集中处置设施。县(旗)医疗废物集中处置设施的建设,由省、自治区、直辖市人民政府规定。

在尚未建成医疗废物集中处置设施期间,有关地方人民政府应当组织制定符合环境保护和卫生要求的医疗废物过渡性处置方案,确定医疗废物收集、运送、处置方式和处置单位。

第五章　监督管理

第三十四条　县级以上地方人民政府卫生行政主管部门、环境保护行政主管部门,应当依照本条例的规定,按照职责分工,对医疗卫生机构和医疗废物集中处置单位进行监督检查。

第三十五条　县级以上地方人民政府卫生行政主管部门,应当对医疗卫生机构和医疗废物集中处置单位从事医疗废物的收集、运送、贮存、处置中的疾病防治工作,以及工作人员的卫生防护等情况进行定期监督检查或者不定期的抽查。

第三十六条　县级以上地方人民政府环境保护行政主管部门,应当对医疗卫生机构和医疗废物集中处置单位从事医疗废物收集、运送、贮存、处置中的环境污染防治工作进行定期监督检查或者不定期的抽查。

第三十七条　卫生行政主管部门、环境保护行政主管部门应当定期交换监督检查和抽查结果。在监督检查或者抽查中发现医疗卫生机构和医疗废物集中处置单位存在隐患时,应当责令立即消除隐患。

第三十八条　卫生行政主管部门、环境保护行政主管部门接到对医疗卫生机构、医疗废物集中处置单位和监督管理部门及其工作人员违反本条例行为的举报、投诉、检举和控告后,应当及时核实,依法做出处理,并将处理结果予以公布。

第三十九条　卫生行政主管部门、环境保护行政主管部门履行监督检查职责时,有权采取下列措施:

(一)对有关单位进行实地检查,了解情况,现场监测,调查取证;

(二)查阅或者复制医疗废物管理的有关资料,采集样品;

(三)责令违反本条例规定的单位和个人停止违法行为;

（四）查封或者暂扣涉嫌违反本条例规定的场所、设备、运输工具和物品；

（五）对违反本条例规定的行为进行查处。

第四十条　发生因医疗废物管理不当导致传染病传播或者环境污染事故，或者有证据证明传染病传播或者环境污染的事故有可能发生时，卫生行政主管部门、环境保护行政主管部门应当采取临时控制措施，疏散人员，控制现场，并根据需要责令暂停导致或者可能导致传染病传播或者环境污染事故的作业。

第四十一条　医疗卫生机构和医疗废物集中处置单位，对有关部门的检查、监测、调查取证，应当予以配合，不得拒绝和阻碍，不得提供虚假材料。

第六章　法律责任

第四十二条　县级以上地方人民政府未依照本条例的规定，组织建设医疗废物集中处置设施或者组织制定医疗废物过渡性处置方案的，由上级人民政府通报批评，责令限期建成医疗废物集中处置设施或者组织制定医疗废物过渡性处置方案；并可以对政府主要领导人、负有责任的主管人员，依法给予行政处分。

第四十三条　县级以上各级人民政府卫生行政主管部门、环境保护行政主管部门或者其他有关部门，未按照本条例的规定履行监督检查职责，发现医疗卫生机构和医疗废物集中处置单位的违法行为不及时处理，发生或者可能发生传染病传播或者环境污染事故时未及时采取减少危害措施，以及有其他玩忽职守、失职、渎职行为的，由本级人民政府或者上级人民政府有关部门责令改正，通报批评；造成传染病传播或者环境污染事故的,对主要负责人、负有责任的主管人员和其他直接责任人员依法给予降级、撤职、开除的行政处分;构成犯罪的,依法追究刑事责任。

第四十四条 县级以上人民政府环境保护行政主管部门,违反本条例的规定发给医疗废物集中处置单位经营许可证的,由本级人民政府或者上级人民政府环境保护行政主管部门通报批评,责令收回违法发给的证书;并可以对主要负责人、负有责任的主管人员和其他直接责任人员依法给予行政处分。

第四十五条 医疗卫生机构、医疗废物集中处置单位违反本条例规定,有下列情形之一的,由县级以上地方人民政府卫生行政主管部门或者环境保护行政主管部门按照各自的职责责令限期改正,给予警告;逾期不改正的,处2 000元以上5 000元以下的罚款:

(一)未建立、健全医疗废物管理制度,或者未设置监控部门或者专(兼)职人员的;

(二)未对有关人员进行相关法律和专业技术、安全防护以及紧急处理等知识的培训的;

(三)未对从事医疗废物收集、运送、贮存、处置等工作的人员和管理人员采取职业卫生防护措施的;

(四)未对医疗废物进行登记或者未保存登记资料的;

(五)对使用后的医疗废物运送工具或者运送车辆未在指定地点及时进行消毒和清洁的;

(六)未及时收集、运送医疗废物的;

(七)未定期对医疗废物处置设施的环境污染防治和卫生学效果进行检测、评价,或者未将检测、评价效果存档、报告的。

第四十六条　医疗卫生机构、医疗废物集中处置单位违反本条例规定,有下列情形之一的,由县级以上地方人民政府卫生行政主管部门或者环境保护行政主管部门按照各自的职责责令限期改正,给予警告,可以并处 5 000 元以下的罚款;逾期不改正的,处 5 000 元以上 3 万元以下的罚款:

(一) 贮存设施或者设备不符合环境保护、卫生要求的;

(二) 未将医疗废物按照类别分置于专用包装物或者容器的;

(三) 未使用符合标准的专用车辆运送医疗废物或者使用运送医疗废物的车辆运送其他物品的;

(四) 未安装污染物排放在线监控装置或者监控装置未经常处于正常运行状态的。

第四十七条　医疗卫生机构、医疗废物集中处置单位有下列情形之一的,由县级以上地方人民政府卫生行政主管部门或者环境保护行政主管部门按照各自的职责责令限期改正,给予警告,并处 5 000 元以上 1 万元以下的罚款;逾期不改正的,处 1 万元以上 3 万元以下的罚款;造成传染病传播或者环境污染事故的,由原发证部门暂扣或者吊销执业许可证件或者经营许可证件;构成犯罪的,依法追究刑事责任:

(一) 在运送过程中丢弃医疗废物,在非贮存地点倾倒、堆放医疗废物或者将医疗废物混入其他废物和生活垃圾的;

(二) 未执行危险废物转移联单管理制度的;

(三) 将医疗废物交给未取得经营许可证的单位或者个人收集、运送、贮存、处置的;

(四) 对医疗废物的处置不符合国家规定的环境保护、卫

生标准、规范的;

(五)未按照本条例的规定对污水、传染病病人或者疑似传染病病人的排泄物,进行严格消毒,或者未达到国家规定的排放标准,排入污水处理系统的;

(六)对收治的传染病病人或者疑似传染病病人产生的生活垃圾,未按照医疗废物进行管理和处置的。

第四十八条 医疗卫生机构违反本条例规定,将未达到国家规定标准的污水、传染病病人或者疑似传染病病人的排泄物排入城市排水管网的,由县级以上地方人民政府建设行政主管部门责令限期改正,给予警告,并处5 000元以上1万元以下的罚款;逾期不改正的,处1万元以上3万元以下的罚款;造成传染病传播或者环境污染事故的,由原发证部门暂扣或者吊销执业许可证件;构成犯罪的,依法追究刑事责任。

第四十九条 医疗卫生机构、医疗废物集中处置单位发生医疗废物流失、泄漏、扩散时,未采取紧急处理措施,或者未及时向卫生行政主管部门和环境保护行政主管部门报告的,由县级以上地方人民政府卫生行政主管部门或者环境保护行政主管部门按照各自的职责责令改正,给予警告,并处1万元以上3万元以下的罚款;造成传染病传播或者环境污染事故的,由原发证部门暂扣或者吊销执业许可证件或者经营许可证件;构成犯罪的,依法追究刑事责任。

第五十条 医疗卫生机构、医疗废物集中处置单位,无正当理由,阻碍卫生行政主管部门或者环境保护行政主管部门执法人员执行职务,拒绝执法人员进入现场,或者不配合执法部门的检查、监测、调查取证的,由县级以上地方人民政府卫生行政主管部门或者环境保护行政主管部门按照各自的职责责令改正,给予警告;拒不改正的,由原发证部门暂扣或者吊销执业许可证件或者经营许可证件;触犯《中华人民共和国治安管理处罚法》,构成违反治安管理行为的,由公安机关依法予以处罚;构成犯罪的,依法追究刑事责任。

　　第五十一条　不具备集中处置医疗废物条件的农村,医疗卫生机构未按照本条例的要求处置医疗废物的,由县级人民政府卫生行政主管部门或者环境保护行政主管部门按照各自的职责责令限期改正,给予警告;逾期不改正的,处1 000元以上5 000元以下的罚款;造成传染病传播或者环境污染事故的,由原发证部门暂扣或者吊销执业许可证件;构成犯罪的,依法追究刑事责任。

　　第五十二条　未取得经营许可证从事医疗废物的收集、运送、贮存、处置等活动的,由县级以上地方人民政府环境保护行政主管部门责令立即停止违法行为,没收违法所得,可以并处违法所得1倍以下的罚款。

　　第五十三条　转让、买卖医疗废物,邮寄或者通过铁路、航空运输医疗废物,或者违反本条例规定通过水路运输医疗废物的,由县级以上地方人民政府环境保护行政主管部门责令转让、买卖双方、邮寄人、托运人立即停止违法行为,给予警告,没收违法所得;违法所得5 000元以上的,并处违法所得2倍以上5倍以下的罚款;没有违法所得或者违法所得不足5 000元的,并处5 000元以上2万元以下的罚款。

　　承运人明知托运人违反本条例的规定运输医疗废物,仍予以运输的,或者承运人将医疗废物与旅客在同一工具上载运的,按照前款的规定予以处罚。

　　第五十四条　医疗卫生机构、医疗废物集中处置单位违反本条例规定,导致传染病传播或者发生环境污染事故,给他人造成损害的,依法承担民事赔偿责任。

第七章　附　　则

第五十五条　计划生育技术服务、医学科研、教学、尸体检查和其他相关活动中产生的具有直接或者间接感染性、毒性以及其他危害性废物的管理,依照本条例执行。

第五十六条　军队医疗卫生机构医疗废物的管理由中国人民解放军卫生主管部门参照本条例制定管理办法。

第五十七条　本条例自公布之日起施行。

类别	特征	常见组分或者废物名称
感染性废物	携带病原微生物具有引发感染性疾病传播危险的医疗废物	1. 被病人血液、体液、排泄物污染的物品,包括: ——棉球、棉签、引流棉条、纱布及其他各种敷料; ——一次性使用卫生用品、一次性使用医疗用品及一次性医疗器械; ——废弃的被服; ——其他被病人血液、体液、排泄物污染的物品
		2. 医疗机构收治的隔离传染病病人或者疑似传染病病人产生的生活垃圾
		3. 病原体的培养基、标本和菌种、毒种保存液
		4. 各种废弃的医学标本
		5. 废弃的血液、血清
		6. 使用后的一次性使用医疗用品及一次性医疗器械视为感染性废物

续表

类别	特征	常见组分或者废物名称
病理性废物	诊疗过程中产生的人体废弃物和医学实验动物尸体等	1. 手术及其他诊疗过程中产生的废弃的人体组织、器官等
		2. 医学实验动物的组织、尸体
		3. 病理切片后废弃的人体组织、病理蜡块等
损伤性废物	能够刺伤或者割伤人体的废弃的医用锐器	1. 医用针头、缝合针
		2. 各类医用锐器,包括:解剖刀、手术刀、备皮刀、手术锯等
		3. 载玻片、玻璃试管、玻璃安瓿等
药物性废物	过期、淘汰、变质或者被污染的废弃的药品	1. 废弃的一般性药品,如:抗生素、非处方类药品等
		2. 废弃的细胞毒性药物和遗传毒性药物,包括: ——致癌性药物,如硫唑嘌呤、苯丁酸氮芥、萘氮芥、环孢霉素、环磷酰胺、苯丙氨酸氮芥、司莫司汀、三苯氧氨、硫替派等; ——可疑致癌性药物,如:顺铂、丝裂霉素、阿霉素、苯巴比妥等; ——免疫抑制剂
		3. 废弃的疫苗、血液制品等
化学性废物	具有毒性、腐蚀性、易燃易爆性的废弃的化学物品	1. 医学影像室、实验室废弃的化学试剂
		2. 废弃的过氧乙酸、戊二醛等化学消毒剂
		3. 废弃的汞血压计、汞温度计

说明:

一次性使用卫生用品是指使用一次后即丢弃的,与人体直接或者间接接触的,并为达到人体生理卫生或者卫生保健目的而使用的各种日常生活用品。

一次性使用医疗用品是指临床用于病人检查、诊断、治疗、护理的指套、手套、吸痰管、阴道窥镜、肛镜、印模托盘、治疗巾、皮肤清洁巾、擦手巾、压舌板、臀垫等接触完整黏膜、皮肤的各类一次性使用医疗、护理用品。

一次性医疗器械指《医疗器械管理条例》及相关配套文件所规定的用于人体的一次性仪器、设备、器具、材料等物品。

医疗卫生机构废弃的麻醉、精神、放射性、毒性等药品及其相关的废物的管理,依照有关法律、行政法规和国家有关规定、标准执行。

医院感染暴发报告及处置管理规范(2009 年)

第一章　总　则

第一条　为规范医院感染暴发报告的管理,提高医院感染暴发处置能力,最大限度地降低医院感染对患者造成的危害,保障医疗安全,根据《医院感染管理办法》,制定本规范。

第二条　本规范适用于各级各类医院,其他医疗机构发生的医源性感染暴发的报告及处置工作依照本规范管理。

第三条　医院感染暴发报告范围,包括疑似医院感染暴发和医院感染暴发。

第四条　医院感染暴发报告管理遵循属地管理、分级报告的原则。

第五条　卫生部和国家中医药管理局负责全国医院感染暴发报告及处置的管理工作。

县级及以上地方卫生、中医药行政部门负责本辖区内的医院感染暴发报告及处置的管理工作。

第二章　组织管理

第六条　医院应当建立医院感染暴发报告管理责任制,明确法定代表人为第一责任人,制定并落实医院感染暴发报告的规章制度、工作程序和处置工作预案,有效控制医院感染暴发。

第七条 医院应当明确医院感染管理委员会、医院感染管理部门、医院感染管理专(兼)职人员及相关部门医务人员在医院感染暴发报告及处置工作中的职责,做到分工明确,反应快速,管理规范。

第八条 县级及以上地方卫生、中医药行政部门应当建立并完善医院感染暴发报告及处置管理的工作程序,提高医院感染暴发的防控和处置水平。

第九条 卫生部和国家中医药管理局负责组织对重大医院感染暴发事件进行调查和业务指导。

各级卫生、中医药行政部门负责组织对本辖区内的医院感染暴发事件进行调查和业务指导。

第三章 报告程序

第十条 医院发现以下情形时,应当于 12 小时内向所在地县级卫生行政部门报告,并同时向所在地疾病预防控制机构报告。

(一)5 例以上疑似医院感染暴发;

(二)3 例以上医院感染暴发。

第十一条 县级卫生行政部门接到报告后,应当于 24 小时内逐级上报至省级卫生行政部门。

第十二条 省级卫生行政部门接到报告后组织专家进行调查,确认发生以下情形的,应当于 24 小时内上报至卫生部。

(一)5 例以上医院感染暴发;

(二)由于医院感染暴发直接导致患者死亡;

（三）由于医院感染暴发导致 3 人以上人身损害后果。

中医医院（含中西医结合医院、民族医医院）发生医院感染暴发的，省级卫生行政部门应当会同省级中医药管理部门共同组织专家进行调查，确认发生以上情形的，省级中医药管理部门应当向国家中医药管理局报告。

第十三条　医院发生以下情形时，应当按照《国家突发公共卫生事件相关信息报告管理工作规范（试行）》的要求，在 2 小时内向所在地县级卫生行政部门报告，并同时向所在地疾病预防控制机构报告。所在地的县级卫生行政部门确认后，应当在 2 小时内逐级上报至省级卫生行政部门。省级卫生行政部门进行调查，确认发生以下情形的，应当在 2 小时内上报至卫生部。

（一）10 例以上的医院感染暴发；

（二）发生特殊病原体或者新发病原体的医院感染；

（三）可能造成重大公共影响或者严重后果的医院感染。

中医医院（含中西医结合医院、民族医医院）发生上述情形时，省级中医药管理部门应当向国家中医药管理局报告。

第十四条　省级卫生行政部门和省级中医药管理部门上报卫生部和国家中医药管理局的医院感染暴发信息，内容包括：医院感染暴发发生的时间和地点、感染初步诊断、累计感染人数、感染者目前健康状况、感染者主要临床症候群、疑似或者确认病原体、感染源、感染途径及事件原因分析、相关危险因素主要检测结果、采取的控制措施、事件结果及下一步整改工作情况等。

省级卫生行政部门可以根据本规范要求，结合实际制订本辖区内的各级各类医院上报医院感染暴发信息的具体要求。

第四章　处置工作

第十五条　医院发生疑似医院感染暴发或者医院感染暴发,应当及时采取有效处理措施,控制感染源,切断传播途径,积极实施医疗救治,保障医疗安全。

第十六条　医院发生疑似或者确认医院感染暴发时,应当及时开展现场流行病学调查、环境卫生学检测以及有关的标本采集、病原学检查等工作。

第十七条　县级及以上地方卫生行政部门接到报告后,应当及时组织有关专家指导医院开展医院感染暴发的医疗救治及调查处置工作,提供相应的技术支持。

卫生部接到报告后,可以根据实际需要组织有关专家提供技术支持,降低医院感染对患者的危害。

第十八条　各级卫生、中医药行政部门应当加强医院感染暴发报告和处置能力建设,加强人员相关知识、技能的培训,提高其医院感染暴发报告和处置水平。

第五章　质量管理

第十九条　省级卫生、中医药行政部门可以委托医院感染管理质量控制中心,开展本辖区内医院感染管理工作及医院感染暴发报告和处置工作的质量管理。

第二十条　各级卫生行政部门及医院感染管理质量控制中心应当对本辖区内的医院感染管理工作及医院感染暴发的报告、处置工作进行质量评估和检查指导。

第二十一条　医院应当对医院感染暴发的调查处置工作予以配合,不得拒绝和阻碍,不得提供虚假材料。

第二十二条　卫生、中医药行政部门发现医院存在医院感染暴发报告不及时,瞒报、缓报和谎报或者授意他人瞒报、缓报和谎报情形的,应当按照有关规定对相关责任人进行处理。

第六章　附　　则

第二十三条　本办法中下列用语的含义:

(一)医院感染:指病人在医院内获得的感染,包括在住院期间发生的感染和在医院内获得、出院后发生的感染,但不包括入院前已开始或者入院时已处于潜伏期的感染。医院工作人员在医院内获得的感染也属于医院感染。

(二)医源性感染:指在医学服务中,因病原体传播引起的感染。

(三)特殊病原体的医院感染:指发生甲类传染病或依照甲类传染病管理的乙类传染病的医院感染。

(四)医院感染暴发:指在医疗机构或其科室的患者中,短时间内发生 3 例以上同种同源感染病例的现象。

(五)疑似医院感染暴发:指在医疗机构或其科室的患者中,短时间内出现 3 例以上临床症候群相似、怀疑有共同感染源的感染病例;或者 3 例以上怀疑有共同感染源或感染途径的感染病例现象。

第二十四条　本规范自 2009 年 10 月 1 日起施行。

病原微生物实验室生物安全管理条例

(《病原微生物实验室生物安全管理条例》已经 2004 年 11 月 5 日国务院第 69 次常务会议通过,现予公布,自公布之日起施行。)

第一章　总　　则

第一条　为了加强病原微生物实验室(以下称实验室)生物安全管理,保护实验室工作人员和公众的健康,制定本条例。

第二条　对中华人民共和国境内的实验室及其从事实验活动的生物安全管理,适用本条例。

本条例所称病原微生物,是指能够使人或者动物致病的微生物。

本条例所称实验活动,是指实验室从事与病原微生物菌(毒)种、样本有关的研究、教学、检测、诊断等活动。

第三条　国务院卫生主管部门主管与人体健康有关的实验室及其实验活动的生物安全监督工作。

国务院兽医主管部门主管与动物有关的实验室及其实验活动的生物安全监督工作。

国务院其他有关部门在各自职责范围内负责实验室及其实验活动的生物安全管理工作。

县级以上地方人民政府及其有关部门在各自职责范围内负责实验室及其实验活动的生物安全管理工作。

第四条　国家对病原微生物实行分类管理,对实验室实行分级管理。

第五条　国家实行统一的实验室生物安全标准。实验室应当符合国家标准和要求。

第六条　实验室的设立单位及其主管部门负责实验室日常活动的管理,承担建立健全安全管理制度,检查、维护实验设施、设备,控制实验室感染的职责。

第二章　病原微生物的分类和管理

第七条　国家根据病原微生物的传染性、感染后对个体或者群体的危害程度,将病原微生物分为四类:

第一类病原微生物,是指能够引起人类或者动物非常严重疾病的微生物,以及我国尚未发现或者已经宣布消灭的微生物。

第二类病原微生物,是指能够引起人类或者动物严重疾病,比较容易直接或者间接在人与人、动物与人、动物与动物间传播的微生物。

第三类病原微生物,是指能够引起人类或者动物疾病,但一般情况下对人、动物或者环境不构成严重危害,传播风险有限,实验室感染后很少引起严重疾病,并且具备有效治疗和预防措施的微生物。

第四类病原微生物,是指在通常情况下不会引起人类或者动物疾病的微生物。

第一类、第二类病原微生物统称为高致病性病原微生物。

第八条　人间传染的病原微生物名录由国务院卫生主管部门商国务院有关部门后制定、调整并予以公布;动物间传染的病原微生物名录由国务院兽医主管部门商国务院有关部门后制定、调整并予以公布。

第九条　采集病原微生物样本应当具备下列条件:

(一)具有与采集病原微生物样本所需要的生物安全防护水平相适应的设备;

(二)具有掌握相关专业知识和操作技能的工作人员;

（三）具有有效的防止病原微生物扩散和感染的措施；

（四）具有保证病原微生物样本质量的技术方法和手段。

采集高致病性病原微生物样本的工作人员在采集过程中应当防止病原微生物扩散和感染，并对样本的来源、采集过程和方法等做详细记录。

第十条 运输高致病性病原微生物菌（毒）种或者样本，应当通过陆路运输；没有陆路通道，必须经水路运输的，可以通过水路运输；紧急情况下或者需要将高致病性病原微生物菌（毒）种或者样本运往国外的，可以通过民用航空运输。

第十一条 运输高致病性病原微生物菌（毒）种或者样本，应当具备下列条件：

（一）运输目的、高致病性病原微生物的用途和接收单位符合国务院卫生主管部门或者兽医主管部门的规定；

（二）高致病性病原微生物菌（毒）种或者样本的容器应当密封，容器或者包装材料还应当符合防水、防破损、防外泄、耐高（低）温、耐高压的要求；

（三）容器或者包装材料上应当印有国务院卫生主管部门或者兽医主管部门规定的生物危险标识、警告用语和提示用语。

运输高致病性病原微生物菌（毒）种或者样本，应当经省级以上人民政府卫生主管部门或者兽医主管部门批准。在省、自治区、直辖市行政区域内运输的，由省、自治区、直辖市人民政府卫生主管部门或者兽医主管部门批准；需要跨省、自治区、直辖市运输或者运往国外的，由出发地的省、自治区、直辖市人民政府卫生主管部门或者兽医主管部门进行初审后，分别报国务院卫生主管部门或者兽医主管部门批准。

出入境检验检疫机构在检验检疫过程中需要运输病原微生物样本的,由国务院出入境检验检疫部门批准,并同时向国务院卫生主管部门或者兽医主管部门通报。

通过民用航空运输高致病性病原微生物菌(毒)种或者样本的,除依照本条第二款、第三款规定取得批准外,还应当经国务院民用航空主管部门批准。

有关主管部门应当对申请人提交的关于运输高致性病原微生物菌(毒)种或者样本的申请材料进行审查,对符合本条第一款规定条件的,应当即时批准。

第十二条 运输高致病性病原微生物菌(毒)种或者样本,应当由不少于 2 人的专人护送,并采取相应的防护措施。

有关单位或者个人不得通过公共电(汽)车和城市铁路运输病原微生物菌(毒)种或者样本。

第十三条 需要通过铁路、公路、民用航空等公共交通工具运输高致病性病原微生物菌(毒)种或者样本的,承运单位应当凭本条例第十一条规定的批准文件予以运输。

承运单位应当与护送人共同采取措施,确保所运输的高致病性病原微生物菌(毒)种或者样本的安全,严防发生被盗、被抢、丢失、泄漏事件。

第十四条 国务院卫生主管部门或者兽医主管部门指定的菌(毒)种保藏中心或者专业实验室(以下称保藏机构),承担集中储存病原微生物菌(毒)种和样本的任务。

保藏机构应当依照国务院卫生主管部门或者兽医主管部门的规定,储存实验室送交的病原微生物菌(毒)种和样本,并向实验室提供病原微生物菌(毒)种和样本。

保藏机构应当制定严格的安全保管制度,做好病原微生物菌(毒)种和样本进出和储存的记录,建立档案制度,并指定专人负责。对高致病性病原微生物菌(毒)种和样本应当设专库或者专柜单独储存。

保藏机构储存、提供病原微生物菌(毒)种和样本,不得收取任何费用,其经费由同级财政在单位预算中予以保障。

保藏机构的管理办法由国务院卫生主管部门会同国务院兽医主管部门制定。

第十五条　保藏机构应当凭实验室依照本条例的规定取得的从事高致病性病原微生物相关实验活动的批准文件,向实验室提供高致病性病原微生物菌(毒)种和样本,并予以登记。

第十六条　实验室在相关实验活动结束后,应当依照国务院卫生主管部门或者兽医主管部门的规定,及时将病原微生物菌(毒)种和样本就地销毁或者送交保藏机构保管。

保藏机构接受实验室送交的病原微生物菌(毒)种和样本,应当予以登记,并开具接收证明。

第十七条　高致病性病原微生物菌(毒)种或者样本在运输、储存中被盗、被抢、丢失、泄漏的,承运单位、护送人、保藏机构应当采取必要的控制措施,并在 2 小时内分别向承运单位的主管部门、护送人所在单位和保藏机构的主管部门报告,同时向所在地的县级人民政府卫生主管部门或者兽医主管部门报告,发生被盗、被抢、丢失的,还应当向公安机关报告;接到报告的卫生主管部门或者兽医主管部门应当在 2 小时内向本级人民政府报告,并同时向上级人民政府卫生主管部门或者兽医主管部门和国务院卫生主管部门或者兽医主管部门报告。

县级人民政府应当在接到报告后2小时内向设区的市级人民政府或者上一级人民政府报告;设区的市级人民政府应当在接到报告后2小时内向省、自治区、直辖市人民政府报告。省、自治区、直辖市人民政府应当在接到报告后1小时内,向国务院卫生主管部门或者兽医主管部门报告。

任何单位和个人发现高致病性病原微生物菌(毒)种或者样本的容器或者包装材料,应当及时向附近的卫生主管部门或者兽医主管部门报告;接到报告的卫生主管部门或者兽医主管部门应当及时组织调查核实,并依法采取必要的控制措施。

第三章 实验室的设立与管理

第十八条 国家根据实验室对病原微生物的生物安全防护水平,并依照实验室生物安全国家标准的规定,将实验室分为一级、二级、三级、四级。

第十九条 新建、改建、扩建三级、四级实验室或者生产、进口移动式三级、四级实验室应当遵守下列规定:

(一)符合国家生物安全实验室体系规划并依法履行有关审批手续;

(二)经国务院科技主管部门审查同意;

(三)符合国家生物安全实验室建筑技术规范;

(四)依照《中华人民共和国环境影响评价法》的规定进行环境影响评价并经环境保护主管部门审查批准;

(五)生物安全防护级别与其拟从事的实验活动相适应。

前款规定所称国家生物安全实验室体系规划,由国务院投资主管部门会同国务院有关部门制定。制定国家生物安全实验室体系规划应当遵循总量控制、合理布局、资源共享的原则,并应当召开听证会或者论证会,听取公共卫生、环境保护、投资管理和实验室管理等方面专家的意见。

第二十条 三级、四级实验室应当通过实验室国家认可。

国务院认证认可监督管理部门确定的认可机构应当依照实验室生物安全国家标准以及本条例的有关规定,对三级、四级实验室进行认可;实验室通过认可的,颁发相应级别的生物安全实验室证书。证书有效期为5年。

第二十一条 一级、二级实验室不得从事高致病性病原微生物实验活动。三级、四级实验室从事高致病性病原微生物实验活动,应当具备下列条件:

(一)实验目的和拟从事的实验活动符合国务院卫生主管部门或者兽医主管部门的规定;

(二)通过实验室国家认可;

(三)具有与拟从事的实验活动相适应的工作人员;

(四)工程质量经建筑主管部门依法检测验收合格。

国务院卫生主管部门或者兽医主管部门依照各自职责对三级、四级实验室是否符合上述条件进行审查;对符合条件的,发给从事高致病性病原微生物实验活动的资格证书。

第二十二条 取得从事高致病性病原微生物实验活动资格证书的实验室,需要从事某种高致病性病原微生物或者疑似高致病性病原微生物实验活动的,应当依照国务院卫生主管部门或者兽医主管部门的规定报省级以上人民政府卫生主管部门或者兽医主管部门批准。实验活动结果以及工作情况应当向原批准部门报告。

实验室申报或者接受与高致病性病原微生物有关的科

研项目,应当符合科研需要和生物安全要求,具有相应的生物安全防护水平,并经国务院卫生主管部门或者兽医主管部门同意。

第二十三条　出入境检验检疫机构、医疗卫生机构、动物防疫机构在实验室开展检测、诊断工作时,发现高致病性病原微生物或者疑似高致病性病原微生物,需要进一步从事这类高致病性病原微生物相关实验活动的,应当依照本条例的规定经批准同意,并在取得相应资格证书的实验室中进行。

专门从事检测、诊断的实验室应当严格依照国务院卫生主管部门或者兽医主管部门的规定,建立健全规章制度,保证实验室生物安全。

第二十四条　省级以上人民政府卫生主管部门或者兽医主管部门应当自收到需要从事高致病性病原微生物相关实验活动的申请之日起 15 日内作出是否批准的决定。

对出入境检验检疫机构为了检验检疫工作的紧急需要,申请在实验室对高致病性病原微生物或者疑似高致病性病原微生物开展进一步实验活动的,省级以上人民政府卫生主管部门或者兽医主管部门应当自收到申请之时起 2 小时内作出是否批准的决定;2 小时内未作出决定的,实验室可以从事相应的实验活动。

省级以上人民政府卫生主管部门或者兽医主管部门应当为申请人通过电报、电传、传真、电子数据交换和电子邮件等方式提出申请提供方便。

第二十五条　新建、改建或者扩建一级、二级实验室,应当向设区的市级人民政府卫生主管部门或者兽医主管部门备案。设区的市级人民政府卫生主管部门或者兽医主管部门应当每年将备案情况汇总后报省、自治区、直辖市人民政府卫生主管部门或者兽医主管部门。

第二十六条　国务院卫生主管部门和兽医主管部门应当定期汇总并互相通报实验室数量和实验室设立、分布情况，以及取得从事高致病性病原微生物实验活动资格证书的三级、四级实验室及其从事相关实验活动的情况。

第二十七条　已经建成并通过实验室国家认可的三级、四级实验室应当向所在地的县级人民政府环境保护主管部门备案。环境保护主管部门依照法律、行政法规的规定对实验室排放的废水、废气和其他废物处置情况进行监督检查。

第二十八条　对我国尚未发现或者已经宣布消灭的病原微生物，任何单位和个人未经批准不得从事相关实验活动。

为了预防、控制传染病，需要从事前款所指病原微生物相关实验活动的，应当经国务院卫生主管部门或者兽医主管部门批准，并在批准部门指定的专业实验室中进行。

第二十九条　实验室使用新技术、新方法从事高致病性病原微生物相关实验活动的，应当符合防止高致病性病原微生物扩散、保证生物安全和操作者人身安全的要求，并经国家病原微生物实验室生物安全专家委员会论证；经论证可行的，方可使用。

第三十条　需要在动物体上从事高致病性病原微生物相关实验活动的，应当在符合动物实验室生物安全国家标准的三级以上实验室进行。

第三十一条　实验室的设立单位负责实验室的生物安

全管理。

实验室的设立单位应当依照本条例的规定制定科学、严格的管理制度,并定期对有关生物安全规定的落实情况进行检查,定期对实验室设施、设备、材料等进行检查、维护和更新,以确保其符合国家标准。

实验室的设立单位及其主管部门应当加强对实验室日常活动的管理。

第三十二条 实验室负责人为实验室生物安全的第一责任人。

实验室从事实验活动应当严格遵守有关国家标准和实验室技术规范、操作规程。实验室负责人应当指定专人监督检查实验室技术规范和操作规程的落实情况。

第三十三条 从事高致病性病原微生物相关实验活动的实验室的设立单位,应当建立健全安全保卫制度,采取安全保卫措施,严防高致病性病原微生物被盗、被抢、丢失、泄漏,保障实验室及其病原微生物的安全。实验室发生高致病性病原微生物被盗、被抢、丢失、泄漏的,实验室的设立单位应当依照本条例第十七条的规定进行报告。

从事高致病性病原微生物相关实验活动的实验室应当向当地公安机关备案,并接受公安机关有关实验室安全保卫工作的监督指导。

第三十四条 实验室或者实验室的设立单位应当每年定期对工作人员进行培训,保证其掌握实验室技术规范、操作规程、生物安全防护知识和实际操作技能,并进行考核。工作人员经考核合格的,方可上岗。

从事高致病性病原微生物相关实验活动的实验室,应当每半年将培训、考核其工作人员的情况和实验室运行情况向省、自治区、直辖市人民政府卫生主管部门或者兽医主管部门报告。

第三十五条　从事高致病性病原微生物相关实验活动应当有 2 名以上的工作人员共同进行。

进入从事高致病性病原微生物相关实验活动的实验室的工作人员或者其他有关人员,应当经实验室负责人批准。实验室应当为其提供符合防护要求的防护用品并采取其他职业防护措施。从事高致病性病原微生物相关实验活动的实验室,还应当对实验室工作人员进行健康监测,每年组织对其进行体检,并建立健康档案;必要时,应当对实验室工作人员进行预防接种。

第三十六条　在同一个实验室的同一个独立安全区域内,只能同时从事一种高致病性病原微生物的相关实验活动。

第三十七条　实验室应当建立实验档案,记录实验室使用情况和安全监督情况。实验室从事高致病性病原微生物相关实验活动的实验档案保存期,不得少于 20 年。

第三十八条　实验室应当依照环境保护的有关法律、行政法规和国务院有关部门的规定,对废水、废气以及其他废物进行处置,并制定相应的环境保护措施,防止环境污染。

第三十九条　三级、四级实验室应当在明显位置标示国务院卫生主管部门和兽医主管部门规定的生物危险标识和生物安全实验室级别标志。

第四十条　从事高致病性病原微生物相关实验活动的实验室应当制定实验室感染应急处置预案,并向该实验室所在地的省、自治区、直辖市人民政府卫生主管部门或者兽医主管部门备案。

第四十一条　国务院卫生主管部门和兽医主管部门会同国务院有关部门组织病原学、免疫学、检验医学、流行病学、预防兽医学、环境保护和实验室管理等方面的专家,组成国家病原微生物实验室生物安全专家委员会。该委员会承担从事高致病性病原微生物相关实验活动的实验室的设立与运行的生物安全评估和技术咨询、论证工作。

省、自治区、直辖市人民政府卫生主管部门和兽医主管部门会同同级人民政府有关部门组织病原学、免疫学、检验医学、流行病学、预防兽医学、环境保护和实验室管理等方面的专家,组成本地区病原微生物实验室生物安全专家委员会。该委员会承担本地区实验室设立和运行的技术咨询工作。

第四章　实验室感染控制

第四十二条　实验室的设立单位应当指定专门的机构或者人员承担实验室感染控制工作,定期检查实验室的生物安全防护、病原微生物菌(毒)种和样本保存与使用、安全操作、实验室排放的废水和废气以及其他废物处置等规章制度的实施情况。

负责实验室感染控制工作的机构或者人员应当具有与该实验室中的病原微生物有关的传染病防治知识,并定期调查、了解实验室工作人员的健康状况。

第四十三条　实验室工作人员出现与本实验室从事的高致病性病原微生物相关实验活动有关的感染临床症状或者体征时,实验室负责人应当向负责实验室感染控制工作的机构或者人员报告,同时派专人陪同及时就诊;实验室工作人员应当将近期所接触的病原微生物的种类和危险程度如实告知诊治医疗机构。接诊的医疗机构应当及时救治;不具备相应救治条件的,应当依照规定将感染的实验室工作人员转诊至具备相应传染病救治条件的医疗机构;具备相应传染病救治条件的医疗机构应当接诊治疗,不得拒绝救治。

第四十四条 实验室发生高致病性病原微生物泄漏时,实验室工作人员应当立即采取控制措施,防止高致病性病原微生物扩散,并同时向负责实验室感染控制工作的机构或者人员报告。

第四十五条 负责实验室感染控制工作的机构或者人员接到本条例第四十三条、第四十四条规定的报告后,应当立即启动实验室感染应急处置预案,并组织人员对该实验室生物安全状况等情况进行调查;确认发生实验室感染或者高致病性病原微生物泄漏的,应当依照本条例第十七条的规定进行报告,并同时采取控制措施,对有关人员进行医学观察或者隔离治疗,封闭实验室,防止扩散。

第四十六条 卫生主管部门或者兽医主管部门接到关于实验室发生工作人员感染事故或者病原微生物泄漏事件的报告,或者发现实验室从事病原微生物相关实验活动造成实验室感染事故的,应当立即组织疾病预防控制机构、动物防疫监督机构和医疗机构以及其他有关机构依法采取下列预防、控制措施:

(一)封闭被病原微生物污染的实验室或者可能造成病原微生物扩散的场所;

(二)开展流行病学调查;

（三）对病人进行隔离治疗，对相关人员进行医学检查；

（四）对密切接触者进行医学观察；

（五）进行现场消毒；

（六）对染疫或者疑似染疫的动物采取隔离、扑杀等措施；

（七）其他需要采取的预防、控制措施。

第四十七条 医疗机构或者兽医医疗机构及其执行职务的医务人员发现由于实验室感染而引起的与高致病性病原微生物相关的传染病病人、疑似传染病病人或者患有疫病、疑似患有疫病的动物，诊治的医疗机构或者兽医医疗机构应当在2小时内报告所在地的县级人民政府卫生主管部门或者兽医主管部门；接到报告的卫生主管部门或者兽医主管部门应当在2小时内通报实验室所在地的县级人民政府卫生主管部门或者兽医主管部门。接到通报的卫生主管部门或者兽医主管部门应当依照本条例第四十六条的规定采取预防、控制措施。

第四十八条 发生病原微生物扩散，有可能造成传染病暴发、流行时，县级以上人民政府卫生主管部门或者兽医主管部门应当依照有关法律、行政法规的规定以及实验室感染应急处置预案进行处理。

第五章 监督管理

第四十九条 县级以上地方人民政府卫生主管部门、兽医主管部门依照各自分工，履行下列职责：

（一）对病原微生物菌（毒）种、样本的采集、运输、储存进行监督检查；

（二）对从事高致病性病原微生物相关实验活动的实验

室是否符合本条例规定的条件进行监督检查；

（三）对实验室或者实验室的设立单位培训、考核其工作人员以及上岗人员的情况进行监督检查；

（四）对实验室是否按照有关国家标准、技术规范和操作规程从事病原微生物相关实验活动进行监督检查。

县级以上地方人民政府卫生主管部门、兽医主管部门，应当主要通过检查反映实验室执行国家有关法律、行政法规以及国家标准和要求的记录、档案、报告，切实履行监督管理职责。

第五十条　县级以上人民政府卫生主管部门、兽医主管部门、环境保护主管部门在履行监督检查职责时，有权进入被检查单位和病原微生物泄漏或者扩散现场调查取证、采集样品，查阅复制有关资料。需要进入从事高致病性病原微生物相关实验活动的实验室调查取证、采集样品的，应当指定或者委托专业机构实施。被检查单位应当予以配合，不得拒绝、阻挠。

第五十一条　国务院认证认可监督管理部门依照《中华人民共和国认证认可条例》的规定对实验室认可活动进行监督检查。

第五十二条　卫生主管部门、兽医主管部门、环境保护主管部门应当依据法定的职权和程序履行职责，做到公正、公平、公开、文明、高效。

第五十三条　卫生主管部门、兽医主管部门、环境保护主管部门的执法人员执行职务时，应当有 2 名以上执法人员参加，出示执法证件，并依照规定填写执法文书。

现场检查笔录、采样记录等文书经核对无误后，应当由执法人员和被检查人、被采样人签名。被检查人、被采样人拒绝签名的,执法人员应当在自己签名后注明情况。

第五十四条 卫生主管部门、兽医主管部门、环境保护主管部门及其执法人员执行职务,应当自觉接受社会和公民的监督。公民、法人和其他组织有权向上级人民政府及其卫生主管部门、兽医主管部门、环境保护主管部门举报地方人民政府及其有关主管部门不依照规定履行职责的情况。接到举报的有关人民政府或者其卫生主管部门、兽医主管部门、环境保护主管部门,应当及时调查处理。

第五十五条 上级人民政府卫生主管部门、兽医主管部门、环境保护主管部门发现属于下级人民政府卫生主管部门、兽医主管部门、环境保护主管部门职责范围内需要处理的事项的,应当及时告知该部门处理;下级人民政府卫生主管部门、兽医主管部门、环境保护主管部门不及时处理或者不积极履行本部门职责的,上级人民政府卫生主管部门、兽医主管部门、环境保护主管部门应当责令其限期改正;逾期不改正的,上级人民政府卫生主管部门、兽医主管部门、环境保护主管部门有权直接予以处理。

第六章 法律责任

第五十六条 三级、四级实验室未依照本条例的规定取得从事高致病性病原微生物实验活动的资格证书,或者已经取得相关资格证书但是未经批准从事某种高致病性病原微生物或者疑似高致病性病原微生物实验活动的,由县级以上地方人民政府卫生主管部门、兽医主管部门依照各自职责,责令停止有关活动,监督其将用于实验活动的病原微生物销毁或者送交保藏机构,并给予警告;造成传染病传播、流行或者其他严重后果的,由实验室的设立单位对主要负责人、直接负责的主管人员和其他直接责任人员,依法给予撤职、开除的处分;有资格证书的,应当吊销其资格证书;构成犯罪的,依法追究刑事责任。

　　第五十七条　卫生主管部门或者兽医主管部门违反本条例的规定,准予不符合本条例规定条件的实验室从事高致病性病原微生物相关实验活动的,由作出批准决定的卫生主管部门或者兽医主管部门撤销原批准决定,责令有关实验室立即停止有关活动,并监督其将用于实验活动的病原微生物销毁或者送交保藏机构,对直接负责的主管人员和其他直接责任人员依法给予行政处分;构成犯罪的,依法追究刑事责任。

　　因违法作出批准决定给当事人的合法权益造成损害的,作出批准决定的卫生主管部门或者兽医主管部门应当依法承担赔偿责任。

　　第五十八条　卫生主管部门或者兽医主管部门对符合法定条件的实验室不颁发从事高致病性病原微生物实验活动的资格证书,或者对出入境检验检疫机构为了检验检疫工作的紧急需要,申请在实验室对高致病性病原微生物或者疑似高致病性病原微生物开展进一步检测活动,不在法定期限内作出是否批准决定的,由其上级行政机关或者监察机关责令改正,给予警告;造成传染病传播、流行或者其他严重后果的,对直接负责的主管人员和其他直接责任人员依法给予撤职、开除的行政处分;构成犯罪的,依法追究刑事责任。

　　第五十九条　违反本条例规定,在不符合相应生物安全要求的实验室从事病原微生物相关实验活动的,由县级以上地方人民政府卫生主管部门、兽医主管部门依照各自职责，责令停止有关活动，监督其将用于实验活动的病原微生物销毁或者送交保藏机构，并给予警告；造成传染病传播、流行或者其他严重后果的，由实验室的设立单位对主要负责人、直接负责的主管人员和其他直接责任人员，依法给予撤职、开除的处分；构成犯罪的，依法追究刑事责任。

第六十条　实验室有下列行为之一的，由县级以上地方人民政府卫生主管部门、兽医主管部门依照各自职责，责令限期改正，给予警告；逾期不改正的，由实验室的设立单位对主要负责人、直接负责的主管人员和其他直接责任人员，依法给予撤职、开除的处分；有许可证件的，并由原发证部门吊销有关许可证件：

（一）未依照规定在明显位置标示国务院卫生主管部门和兽医主管部门规定的生物危险标识和生物安全实验室级别标志的；

（二）未向原批准部门报告实验活动结果以及工作情况的；

（三）未依照规定采集病原微生物样本，或者对所采集样本的来源、采集过程和方法等未做详细记录的；

（四）新建、改建或者扩建一级、二级实验室未向设区的市级人民政府卫生主管部门或者兽医主管部门备案的；

（五）未依照规定定期对工作人员进行培训，或者工作人员考核不合格允许其上岗，或者批准未采取防护措施的人员进入实验室的；

（六）实验室工作人员未遵守实验室生物安全技术规范和操作规程的；

（七）未依照规定建立或者保存实验档案的；

（八）未依照规定制定实验室感染应急处置预案并备案的。

第六十一条　经依法批准从事高致病性病原微生物相关实验活动的实验室的设立单位未建立健全安全保卫制度，或者未采取安全保卫措施的，由县级以上地方人民政府卫生主管部门、兽医主管部门依照各自职责，责令限期改正；逾期不改正，导致高致病性病原微生物菌（毒）种、样本被盗、被抢或者造成其他严重后果的，由原发证部门吊销该实验室从事高致病性病原微生物相关实验活动的资格证书；造成传染病传播、流行的，该实验室设立单位的主管部门还应当对该实验室的设立单位的直接负责的主管人员和其他直接责任人员，依法给予降级、撤职、开除的处分；构成犯罪的，依法追究刑事责任。

第六十二条　未经批准运输高致病性病原微生物菌（毒）种或者样本，或者承运单位经批准运输高致病性病原微生物菌（毒）种或者样本未履行保护义务，导致高致病性病原微生物菌（毒）种或者样本被盗、被抢、丢失、泄漏的，由县级以上地方人民政府卫生主管部门、兽医主管部门依照各自职责，责令采取措施，消除隐患，给予警告；造成传染病传播、流行或者其他严重后果的，由托运单位和承运单位的主管部门对主要负责人、直接负责的主管人员和其他直接责任人员，依法给予撤职、开除的处分；构成犯罪的，依法追究刑事责任。

第六十三条　有下列行为之一的，由实验室所在地的设区的市级以上地方人民政府卫生主管部门、兽医主管部门依照各自职责,责令有关单位立即停止违法活动,监督其将病原微生物销毁或者送交保藏机构;造成传染病传播、流行或者其他严重后果的,由其所在单位或者其上级主管部门对主要负责人、直接负责的主管人员和其他直接责任人员,依法给予撤职、开除的处分;有许可证件的,并由原发证部门吊销有关许可证件;构成犯罪的,依法追究刑事责任:

（一）实验室在相关实验活动结束后,未依照规定及时将病原微生物菌（毒）种和样本就地销毁或者送交保藏机构保管的;

（二）实验室使用新技术、新方法从事高致病性病原微生物相关实验活动未经国家病原微生物实验室生物安全专家委员会论证的;

（三）未经批准擅自从事在我国尚未发现或者已经宣布消灭的病原微生物相关实验活动的;

（四）在未经指定的专业实验室从事在我国尚未发现或者已经宣布消灭的病原微生物相关实验活动的;

（五）在同一个实验室的同一个独立安全区域内同时从事两种或者两种以上高致病性病原微生物的相关实验活动的。

第六十四条 认可机构对不符合实验室生物安全国家标准以及本条例规定条件的实验室予以认可,或者对符合实验室生物安全国家标准以及本条例规定条件的实验室不予认可的,由国务院认证认可监督管理部门责令限期改正,给予警告;造成传染病传播、流行或者其他严重后果的,由国务院认证认可监督管理部门撤销其认可资格,有上级主管部门的,由其上级主管部门对主要负责人、直接负责的主管人员和其他直接责任人员依法给予撤职、开除的处分;构成犯罪的,依法追究刑事责任。

第六十五条 实验室工作人员出现该实验室从事的病原微生物相关实验活动有关的感染临床症状或者体征,以及实验室发生高致病性病原微生物泄漏时,实验室负责人、实验室工作人员、负责实验室感染控制的专门机构或者人员未依照规定报告,或者未依照规定采取控制措施的,由县级以上地方人民政府卫生主管部门、兽医主管部门依照各自职责,责令限期改正,给予警告;造成传染病传播、流行或者其他严重后果的,由其设立单位对实验室主要负责人、直接负责的主管人员和其他直接责任人员,依法给予撤职、开除的处分;有许可证件的,并由原发证部门吊销有关许可证件;构成犯罪的,依法追究刑事责任。

第六十六条 拒绝接受卫生主管部门、兽医主管部门依法开展有关高致病性病原微生物扩散的调查取证、采集样品等活动或者依照本条例规定采取有关预防、控制措施的,由县级以上人民政府卫生主管部门、兽医主管部门依照各自职责,责令改正,给予警告;造成传染病传播、流行以及其他严重后果的,由实验室的设立单位对实验室主要负责人、直接负责的主管人员和其他直接责任人员,依法给予降级、撤职、开除的处分;有许可证件的,并由原发证部门吊销有关许可证件;构成犯罪的,依法追究刑事责任。

第六十七条 发生病原微生物被盗、被抢、丢失、泄漏,承运单位、护送人、保藏机构和实验室的设立单位未依照本条例的规定报告的,由所在地的县级人民政府卫生主管部门或者兽医主管部门给予警告;造成传染病传播、流行或者其他严重后果的,由实验室的设立单位或者承运单位、保藏机构的上级主管部门对主要负责人、直接负责的主管人员和其他直接责任人员,依法给予撤职、开除的处分;构成犯罪的,依法追究刑事责任。

第六十八条 保藏机构未依照规定储存实验室送交的菌(毒)种和样本,或者未依照规定提供菌(毒)种和样本的,由其指定部门责令限期改正,收回违法提供的菌(毒)种和样本,并给予警告;造成传染病传播、流行或者其他严重后果的,由其所在单位或者其上级主管部门对主要负责人、直接负责的主管人员和其他直接责任人员,依法给予撤职、开除的处分;构成犯罪的,依法追究刑事责任。

第六十九条 县级以上人民政府有关主管部门,未依照本条例的规定履行实验室及其实验活动监督检查职责的,由有关人民政府在各自职责范围内责令改正,通报批评;造成传染病传播、流行或者其他严重后果的,对直接负责的主管人员,依法给予行政处分;构成犯罪的,依法追究刑事责任。

第七章 附 则

第七十条 军队实验室由中国人民解放军卫生主管部门参照本条例负责监督管理。

第七十一条 本条例施行前设立的实验室,应当自本条例施行之日起 6 个月内,依照本条例的规定,办理有关手续。

第七十二条 本条例自公布之日起施行。

消毒技术规范

各省、自治区、直辖市卫生厅局,卫生部卫生监督中心,

中国疾病预防控制中心,有关单位:

现将新修订的《消毒技术规范》(2002年版)印发给你们。请各有关单位严格依照本规范进行监督。本规范自2003年4月1日起实施。以往发布的文件与本规范要求不一致的,以本规范为准。

中华人民共和国卫生部

二〇〇二年十一月十五日

由于篇幅有限,读者如有需要,可从下面网址下载:

http://www.nhfpc.gov.cn/zwgkzt/wsbysj/200804/16508.shtml

医院消毒供应中心

由于篇幅有限,如有需要,读者可从以下网址下载:

WS 310.1—2016　医院消毒供应中心　第一部分:管理规范(代替 WS310.1—2009)

http://www.nhfpc.gov.cn/zhuz/s9496/201701/bbf3172246bd4fc49d4562a66407dd99.shtml

WS 310.2—2009　医院消毒供应中心　第二部分:清洗消毒及灭菌技术操作规范

http://www.nhfpc.gov.cn/zhuz/s9496/200904/40114.shtml

WS 310.3—2009　医院消毒供应中心　第三部分:清洗消毒及灭菌效果监测标准

http://www.nhfpc.gov.cn/zwgkzt/s9496/200904/40115.shtml